MEIN PERSÖNLICHES HerzKreis ÜBUNGSBUCH

IRIS PICHLER & SUSANNE SCHEITZ

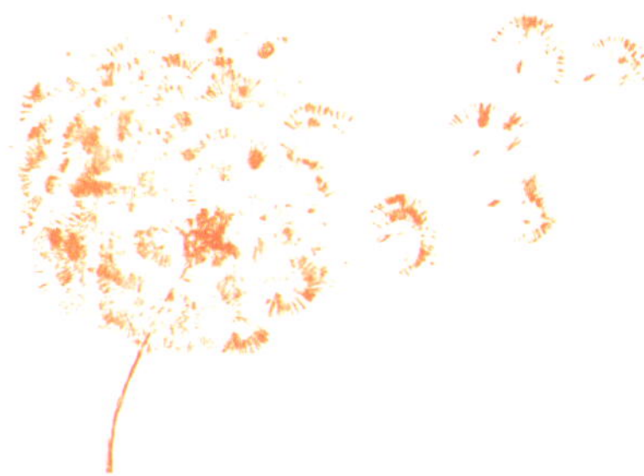

Begleitbuch zur 12 teiligen
psychosomatischen Übungsform Der HerzKreis®

Text: Mag. Iris Pichler, eMail: info@isybalance.at, www.isybalance.at
Illustration: Bilder & Gedichte: Susanne Scheitz, eMail: susanne.scheitz@icloud.com
Fotos: © 2023 Mag. Iris Pichler, Totes Meer Israel & Madeira
Nähere Infos zum HerzKreis®: www.derherzkreis.de
Quan Dao Akademie: www.quandao-akademie.de

Druck und Vertrieb im Auftrag von Mag. Iris Pichler und Susanne Scheitz: Buchschmiede von Dataform Media GmbH, Wien,
www.buchschmiede.at - Folge deinem Buchgefühl!

ISBN Softcover: 978-3-99152-503-5
ISBN Hardcover: 978-3-99152-502-8

Printed in Austria

INHALTSVERZEICHNIS

PROLOG

Wenn die Worte aus dem Herzen fließen, dann sind sie direkt berührend und treffen auf das Ganze. Freude, Bewegtheit, Herzensrührung und auch Schmerz werden bewegt. Widerstände werden sich deutlich zeigen, wenn der urteilende Geist sich einmischt und die Herzensbotschaft korrigieren möchte. Die Herzensbotschaft ist bewegend und dadurch heilsam. Und dieses Buch von Iris Pichler und Susanne Scheitz berührt durch die Freiheit der Darstellung des eigenen Übungswegs mit dem Herz, wie insgesamt in der spontanen Hingabe an das Herzthema. Worte und Bilder tanzen miteinander die Töne und den Puls des Herzens.

Als Mediziner habe ich gelernt, den Tönen des Herzens zu lauschen und aus Klang, Rhythmus und Geräuschen des bewegten Lebens in diesem Organ auf seinen Zustand und damit auf den Zustand des gesamten Kreislaufsystems diagnostische Schlüsse zu ziehen. Das vorliegende Übungsbuch von Iris vermittelt den Sound der Herzintelligenz in einer so persönlichen und sanften Weise und beschreibt die Übungen des HerzKreises in einer fühlenden und bildenden Sprache, die sich in die Bildnisse und Gedichte von Susanne hineingießen.

Als ich mit meinem Herzensbruder Dr. Alvis Gaußmann den HerzKreis erforscht habe, waren wir von Beginn an von der immensen Kraft der Herzintelligenz fasziniert. Und gleichzeitig waren wir uns als Ärzte und Psychosomatiker der Vulnerabilität des Herzens und seiner Bedeutung für den menschlichen Schmerzkörper bewusst. Und was wir nicht wussten, das durften wir durch die Praxis der Übungen des HerzKreises selbst weiter und tiefer erfahren.

So freue ich mich über den weiteren Prozess mit der eigenen Herzarbeit, der mit dem Übungsbuch von Iris eine wichtige Erweiterung und Fortsetzung erfahren hat.

Ich wünsche Iris und Susanne, dass Ihre Arbeit mit dem HerzKreis durch dieses Übungsbuch Menschen ebenso anspricht und inspiriert, wie ich es beim Lesen erfahren durfte.

DR. MED. MICHAEL SCHMIDT

Quan Dao Meister, Life Scientist, Arzt für Psychosomatische Medizin

MEIN HERZENSPROJEKT

*Zuerst beginne ich mit einer ruhigen gleichmäßigen Atmung.
Beim Einatmen zähle ich langsam bis 4, beim Ausatmen zähle ich ebenfalls langsam bis 4.
Dadurch beruhigt sich das Nervensystem, die Muskulatur entspannt sich im ganzen Körper.*

Mein Herz strahlt - wie schön!

SUSANNE SCHEITZ

Dieses folgende kurze Mantra ist mir beim Singen in der Salzgrotte das erste Mal begegnet. Seitdem lässt es mich nicht mehr los. Immer wieder tauchen der Text und der Klang dieser Worte in mir auf. Es stimmt mich fröhlich, lässt all meine negativen Gedanken sofort schmelzen. Es macht mich selbstbewusst, aber auch feinfühlig.

Ich mach mein Herz auf und horch hinein,
ganz fein, ganz fein.
Und was ich höre darin,
das ist was ich bin,
all das gehört mir und ich teile es mit dir.

MARION SPINKA

Als HerzKreis Trainerin verbinde ich mich mit meinem Herzen und den Herzen aller Wesen und trete so auf einer höheren schwingenden Frequenz in Kontakt mit deren Essenz. Wir sind alle menschliche Wesen, alle in Verbindung. Lasst uns auch bewusst in den Kontakt miteinander gehen und unsere Erfahrungen teilen. Wir wollen uns zeigen – mit all unseren vielen Facetten, wir wollen uns nicht verstecken. Es gibt keinen Grund, uns klein zu machen. Jede und jeder von uns ist wertvoll. Unser Sein ist wichtig für diese Welt, eben genau in dieser herausfordernden Zeit.

MEIN WEG ZUM HERZKREIS

Es war um das Jahr 2015: im Zuge der TaoWoman® QiGong Ausbildung lernte ich diese besondere Übungsform kennen und lieben. Ein kleiner Funke hat sich in mir entzündet, der immer grösser wurde. Ich war von den Übungen begeistert, denn sie beinhalten so viel: Haltung, Atmung, Bewegung, innere Botschaften – mein Herz wurde sanft und offen. Ich habe schon einige QiGong Formen und andere Programme davor kennengelernt, aber die HerzKreis Übungen gehen für mich darüber hinaus: aktivieren direkt Körper, Geist und Seele. Es bedarf keinerlei Vorkenntnisse, es reicht, einfach mitzuschwingen – die Übungen wirken sofort ausgleichend: bei Müdigkeit kommst Du wieder in Schwung. Bei Aufregung oder Stress hilft das Programm, wieder zu Dir zu kommen und Ruhe zu erfahren. Es reicht auch nur eine Sequenz, die Du für Dich auswählst und dann öfters wiederholst.

Schön ist es, den HerzKreis zusammen in der Gruppe zu praktizieren: wir bauen gemeinsam ein wundervolles Herzfeld auf. Die Übungen schaffen Vertrauen, machen Mut, den eigenen Weg zu gehen, Neuland entschlossen zu betreten und auch viel Freude und Begeisterung zu erfahren. Es gibt Übungen für mehr Gelassenheit und Akzeptanz, für bessere Erdung, für eine weitere Sicht und neue Visionen.

Bei Problemen mit den Beinen oder Füssen empfehle ich, die Übungen im Sitzen zu machen oder in der reinen Vorstellung. Sie waren mir im Geschäftsleben eine große Unterstützung. Ich zog mich kurz an einen ungestörten Ort zurück und konnte mich durch die eine oder andere HerzKreis Übung besser fühlen und so entspannter durch den Alltag gehen. Ich hatte vor vielen Jahren einen sehr stressigen Job, großer Druck, etliche Aufgaben.

Vieles habe ich mir selbst auferlegt – dahinter erkannte ich schließlich die Einstellung, es allen recht machen zu wollen. Ich legte sehr viel Wert auf Harmonie und allgemeinen Frieden. Leider war ich dadurch nicht authentisch – ich bemühte mich zu sehr, ich verstellte mich, mein ganzes Sein. Ich versuchte, es allen anderen recht zu machen und vergaß dabei mich selbst. Es dauerte nicht lange, da zeigten sich die ersten Symptome – mein Körper sendete mir Botschaften, die ich aber nicht verstand. Ich versuchte, die Symptome zu lindern und wendete mich nach außen an diverse Schulmedizin-Ärzte und als alles nicht half, auch an viele Arten von Alternativmedizin. Nichts wurde besser, im Gegenteil: es kamen noch mehr Symptome hinzu, die Krankheiten intensivierten sich.

Erst als ich mich nach innen wandte, meinem Sein, erfuhr ich Erleichterung. Der HerzKreis war damals mein täglicher Begleiter und ich praktiziere noch bis heute diese besondere Form. Er half mir, zu mir zurück zu finden, mich wichtig zu nehmen, meine Herzenswünsche zu erfüllen und meinen eigenen Weg zu gehen. Das war nicht einfach. Rückblickend betrachtet hätte ich mir Vieles ersparen können. Aber alle Begebenheiten haben mich zu dem Menschen gemacht, der ich jetzt bin, mit all den Erfahrungen, aus denen ich lernen konnte.

Am liebsten übe ich mit einer Gruppe im Freien: hier wirkt der HerzKreis besonders intensiv. Wir sind verbunden mit Mutter Erde, die uns trägt und Vater Himmel, der uns beschützt. Ich fühle mich geborgen und wohl, ganz eingebettet in das große Ganze. Vertrauensvoll kannst Du in der Gruppe mitschwingen und dich tragen lassen. Du bekommst wieder mehr Kontakt zu deinen eigenen Gefühlen. Du kannst Dich zeigen, so wie Du bist, ohne Dich zu verstellen. Einfach nur sein! Eine Wohltat! Das Gefühl bringt sofort Entspannung und nimmt den Druck aus dem Körper, besonders vom Brustraum, vom Herzen. Die Atmung wird leichter, der Schultergürtel wird locker – der Nacken, die Arme, der Rücken, alles entspannt sich. In der Natur erfahren wir Erdung. In der Gruppe erfahre ich aber auch Verbundenheit, mit allem was existiert. Ich erfahre bedingungslose Akzeptanz und Liebe. Das alles macht den HerzKreis aus.

Der HerzKreis wird immer eine wichtige Unterstützung in meinem Leben sein – auf die Übungen kann ich mich verlassen. Er ist immer da für mich: auch wenn ich krank bin, wenn ich mich vielleicht nicht mehr so gut bewegen kann – aber solange der Geist flexibel ist, kann der HerzKreis wunderbar eben auch in der Vorstellung wirken.

Von mir zu Dir, von Herz zu Herz...

Iris

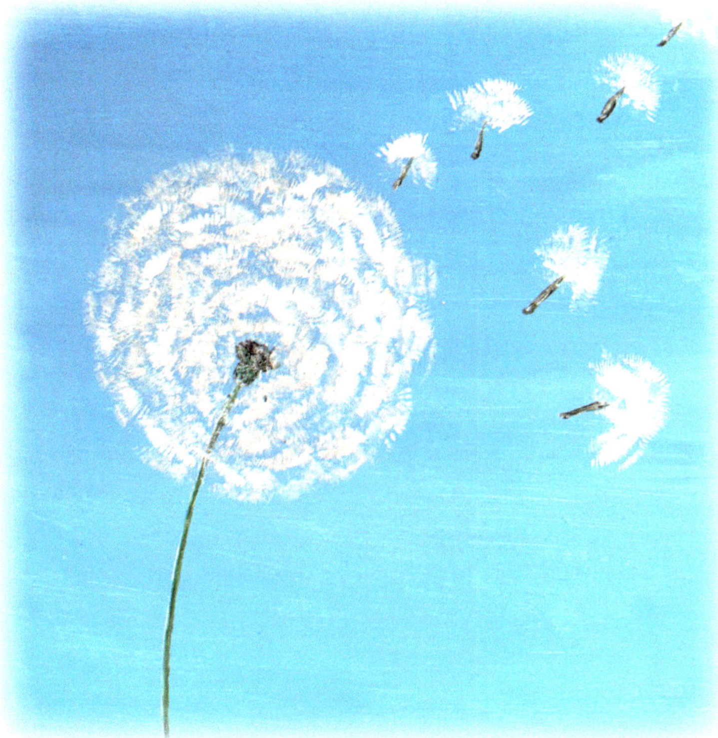

Ich atme ruhig und lächle,
wie heiter ist mein Gemüt.

SUSANNE SCHEITZ

ENTSTEHUNG DES HERZKREIS BEGLEITBUCHES

Bevor wir in das Thema Herz und HerzKreis Übungen einsteigen, will die Entstehungsgeschichte des HerzKreis Büchleins erzählt werden: zu Lockdown Zeiten beschäftigte ich mich wieder intensiver mit dem HerzKreis. Ich habe die Übungen im Licht der Pandemie betrachtet...Übungen der Weite, ein Blick aus der Distanz, um Bedrohungen klein zu halten. Wie gehe ich mit der Angst um? Wie mit anderen Gefühlen wie Wut, Trauer und Ohnmacht? Wie kann ich mich gut erden, mich gut in mir verankern und mir selbst Geborgenheit und Vertrauen schenken?

Im Winter 2022 tauchten verschiedene Fragen auf, aber auch die Antworten in Form von Herzensbotschaften. Ich verspürte den Drang, diese Nachrichten aufzuschreiben, meine Gedanken, die mir im Kopf umher schwebten, nieder zu tippen, zu manifestieren für mich und schließlich auch für andere. Gerade in diesen Zeiten halte ich es für sehr wesentlich, sich mit seinem eigenen Herzen bewusst zu verbinden, aus dem Herzen heraus zu handeln und wirklich von der Mitte heraus zu leben.

Wenn ich im HerzKreis geschwungen bin, dann erzählte ich mir die Herzensbotschaften, die sofort mein Herz, mein innerstes Sein, angesprochen haben. So ist dieses Büchlein auch gedacht: wirklich in die jeweilige Empfindung einzutauchen, was sich zeigen will, in das Thema zu gehen, das gerade ansteht: Geduld und Vertrauen zu haben, die Lösung wird sich zeigen – vielleicht in Form eines Bildes, eines Gedankens, eines Gefühls.

Und als ich mich dann eingehend mit dem Text beschäftigte, ist Susanne Scheitz in mein Leben dazu gekommen. Ich empfinde sie als eine feinfühlige Energetikerin und Künstlerin, die sehr ausdrucksstarke Bilder malt und sich wunderschön ausdrücken kann in Herzgedichten und Sprüchen. So entstand die Kombination Text und Bilder für das HerzKreis Buch.

Möge es alle Personen, die durch die Seiten wandern, beglücken und viel Freude aber auch neue Anregungen bringen! Fühle Dich frei, selbst Ergänzungen zu den einzelnen Übungen vorzunehmen!

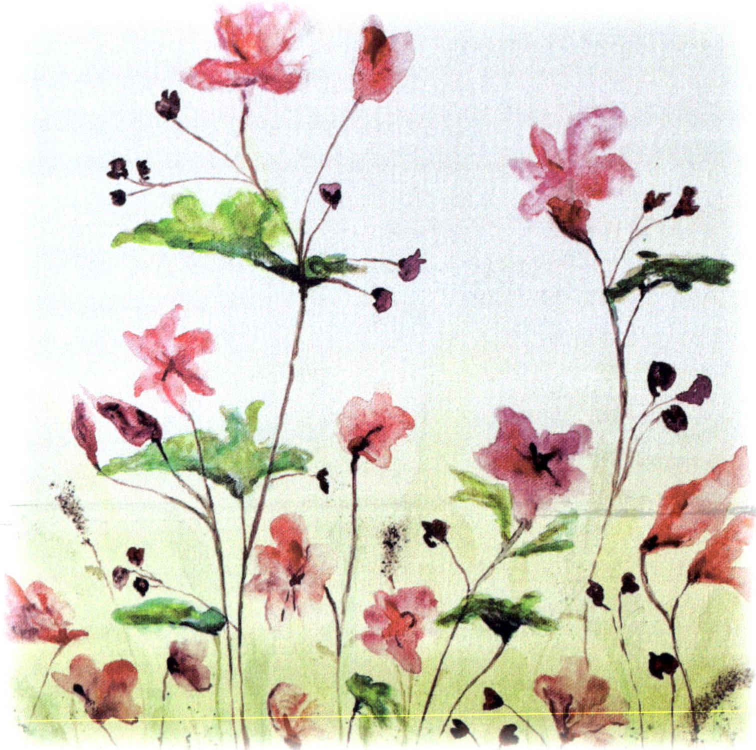

Die Persönlichkeit in Wandlung - kann ich es wirklich wählen? In dem Moment, wo ich meinen Gedanken und mein Gefühl bemerke, ja! Da ist es änderbar.

SUSANNE SCHEITZ

DIE KRAFT DES HERZENS

Das Herz ist der Motor unseres Lebens, es bildet das Zentrum des Herz-Kreislaufsystems. Die Hauptaufgabe unseres Herzens besteht darin, unermüdlich Blut durch den Körper zu pumpen und unsere Organe und Gewebe mit lebensnotwendigem Sauerstoff und Nährstoffen zu versorgen. In etwa 8.000 Liter Blut werden täglich durch den Körper bewegt, circa 100.000x schlägt unser Herz am Tag – welch enorme Leistung! Dabei ist es nur so groß wie eine kräftige Faust mit circa 300g Gewicht!

Ohne Herz, kein Leben. Das Organ Herz entsteht im Mutterleib beim ungeborenen Kind noch vor dem Gehirn. Zuerst sind wir ein Pulsieren. Wir starten mit Klang, mit dem Herzen, alles andere folgt. Das Herz agiert autonom mit eigener Herzintelligenz, ist aber auch in Verbindung mit allen Organen und Organsystemen. Das Herz vereint alles. Machen wir uns bewusst, wie kraftvoll unser Herz ist: es schlägt Tag und Nacht für uns, bedingungslos, ohne Unterlass. Vielleicht hast Du schon die Redewendung „Mein Herz schlägt für dich“ bei einem Dir besonders herznahen Menschen ausgesprochen.

Nicht nur eine Blutpumpe ist unser Herz, sondern auch unser energetisches Zentrum: Sitz der Seele, Sitz des Bewusstseins, wer wir wirklich sind. Das Herz ist ein Symbol für Liebe, Hingabe, Mitte und Einheit. Es ist auch unser Schöpfungszentrum für unsere Zukunft: mit unserem Herzen kreieren wir das, was vor uns liegt – mit einem liebevollen Herzen ziehen wir liebevolle Gedanken an, die in liebevollen Taten ihren Ausdruck finden und zu liebevollen Gewohnheiten werden. Wir bauen ein Herzfeld auf: in Entspannung und Freude synchronisieren sich auch unsere Atmung und unser Blutdruck.

Wenn wir nicht reinen Herzens sind, gehen wir in Resonanz mit trüben Energien. Was wollen wir wirklich? Wie wollen wir unser Leben gestalten? Nach dem Gesetz der Resonanz können wir mit einem mitfühlenden, offenen Herzen dazu passende Schwingungen zu uns bringen. Welche Gedanken denken wir täglich, lassen wir zu? Sind es freundliche aufmunternde Gedanken, die uns stärken? Oder ziehen wir uns herunter mit negativen kritisierenden Gedanken? Welche Emotionen tauchen auf? Ist es Angst, Ablehnung, Wut, Frustration, Trauer – oder Freude, Anerkennung, Mitgefühl? Das Herz bewertet nicht, geht nicht in Wettbewerb mit anderen. Es analysiert nicht wie das Gehirn. Denken wir daran, wie großartig unser Herz ist, was es vollbringt für uns in jeder Sekunde, Tag für Tag: es schlägt, egal, was wir tun oder denken, es hält uns am Leben.

Wir können das Herz als eine Art Seismograph betrachten – alle Schwingungen werden registriert von unserem Herzen, nichts bleibt verborgen. Es ist zugleich Empfänger aber auch Sender. Wir kommunizieren untereinander durch unsere Herzen. Was wollen wir in unserem Leben empfangen? Liebe, Anerkennung, Empathie? Wollen wir für uns selbst wertgeschätzt werden, mit all unseren Persönlichkeitsanteilen? Was wollen wir hinaus senden? Wie soll die Welt sein? Wie möchten wir leben? Wir übermitteln durch unser Herz unsere Überzeugungen, Emotionen, Verhaltensweisen. Achtung: negative Energie wie Wut, Enttäuschung, Hoffnungslosigkeit und andere destruktiven Emotionen wirken stärker als positive Energie! Achten wir auf unsere Empfindungen, sie sind der Wegweiser für ein erfülltes Leben!

Jegliches Gefühl können wir vertrauensvoll ins Herz hineinnehmen und bewusst erleben, auch die unangenehmen Emotionen, die wir vielleicht nicht gern fühlen. Für mich bedeutet eine Emotion ein bewertetes Gefühl. Ein reines Gefühl ist für mich nur eine Empfindung wie zB. warm/kalt. Wenn wir all unsere Emotionen wie auch Gefühle annehmen, dann erfahren wir Ganzheit. Das Herz ist der Ort der Transformation. Es hat die Macht und Kraft der Erneuerung. Wir wollen nicht verdrängen, nicht verleugnen, sondern wirklich ins Spüren gehen, in die Wahrnehmung hinein und dann loslassen in dem Bewusstsein, dass für uns gesorgt wird. Das Leben meint es gut mit uns! Auch wenn wir im Leben nicht weiterwissen: fragen wir unser Herz! Die Antwort kommt nicht von außen, sondern von unserem Inneren, wenn wir für einen Augenblick innehalten. Das bringt uns mehr Selbstsicherheit und mehr Selbstliebe. Von außen machen wir uns sonst nur abhängig von den Meinungen und Bewertungen der anderen – unser Herz weiß, was wir brauchen, was gut ist für uns. Es ist das Tor zu unserer Intuition und inneren Weisheit, zu unserem höheren Selbst.

Und der HerzKreis hilft uns mit seinen 12 einfachen Übungen, mehr ins Herz zu gehen, mehr in das Vertrauen, ein Gefühl von Gehaltenwerden, ein Gefühl der Geborgenheit. Wir müssen nicht warten, bis diese Gefühle von außen kommen, wir können uns unsere Welt im Inneren kreieren. Wie sagt so schön ein Sprichwort: Wir selbst sind unseres Glückes Schmied!

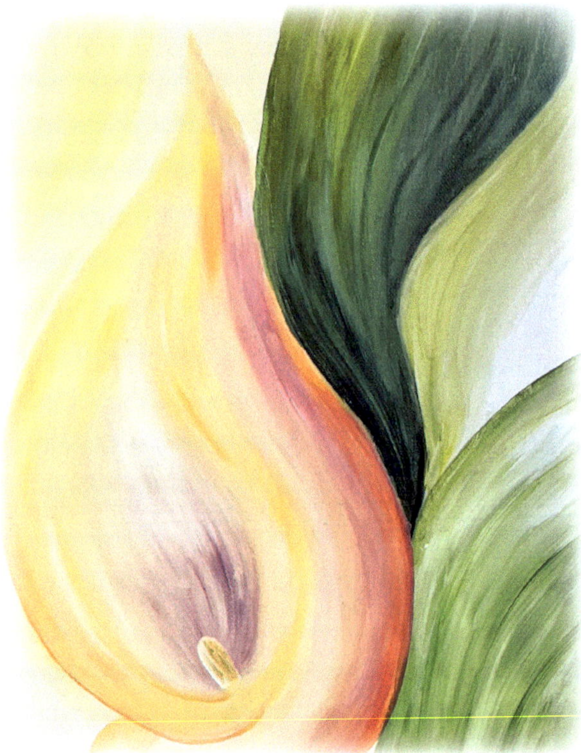

Kommen Gedanken in meinen Sinn, nehme ich sie ohne Bewertung wahr: Ah, da bist du. Alles darf sein. Es kommt und geht.

SUSANNE SCHEITZ

WAS IST DER HERZKREIS?

In 8 Jahre langer Forschung entwickelten Dr. med. D.F. Schmidt und Dr. med. Alvis G. Gaußmann, zwei deutsche Fachärzte für Psychiatrie und psychotherapeutischer Medizin, zum Thema Herzintelligenz 12 einfache ineinanderfließende Bewegungs-, Atem- sowie innere Übungen. Sie haben östliche Weisheiten wie KungFu, Quan Dao und TCM/QiGong Elemente kombiniert mit westlichen Bildern, westlichen Benennungen aber auch spirituellen Erfahrungen, Gebetshaltungen. Auch die in Europa vorherrschenden 4 Elemente (Luft, Feuer, Erde, Wasser) sind integriert in diesem Konzept. Die 12 Übungen gehen kreisförmig ineinander über, verbinden das Ende wieder mit dem Anfang. Das Herz kennt diesen Ablauf: ein immerwährender Kreislauf, eine ständige Pulsation: Ausdehnung und Zusammenziehen. Die Dualität ist dem Herzen vertraut.

Der HerzKreis ist ein ganzheitliches Übungssystem für Körper, Geist und Seele: Ein psychosomatisches Selbsthilfeprogramm einerseits zur Prävention von Herzerkrankungen, andererseits zur therapeutischen Begleitung. Der Atem übernimmt eine große Rolle in diesem Programm: er führt die Bewegung und strukturiert den Ablauf.

Beim HerzKreis handelt es sich um Haltungen der Kraft aber auch Übungen zur Entspannung und Vitalisierung. Das Herz sagt nicht entweder oder – es integriert, kombiniert und vereint. Somit kann sich der HerzKreis Übende gleichzeitig entspannen aber auch energetisieren und neue Kraft tanken.

Es gibt Benennungen der einzelnen Energie-Übungen, darüber hinaus auch Herzensbotschaften, die direkt auf die HerzKreis Praktizierenden wirken.

Mehrere Runden HerzKreis können hintereinander durchgeführt werden. Es ist aber auch möglich, wie ich schon erwähnte, je nach Thema und persönlichem Befinden einzelne Übungen herauszunehmen und länger zu praktizieren in Langsamkeit und Achtsamkeit.

Der HerzKreis®

Auch für Personen, denen längeres Stehen schwerfällt oder die Probleme mit den Beinen haben: der HerzKreis funktioniert auch im Sitzen oder rein in der Vorstellung. Hier zeigt sich wieder: Energie folgt der Aufmerksamkeit! Wohin lenken wir unsere Gedanken?

Ich empfehle, den HerzKreis in der Früh durchzuführen, um vitalisiert in den Tag zu starten. Auch tagsüber lohnt es sich, ein paar Minuten Zeit zu nehmen, um durch die Ausdrucksbewegungen Stress abfließen zu lassen und wieder mehr bei sich anzukommen. Vor dem Einschlafen hilft der HerzKreis zu mehr Beruhigung und fördert eine friedvolle Nachtruhe und angenehmen Schlaf.

Ursprünglich wurde der HerzKreis für Herzpatienten mit körperlichen Einschränkungen und seelischen Belastungen entwickelt: als Rehabilitation von Herzerkrankungen (Test an Kasseler Klinik). In Zeiten von Stress und Überlastung hilft der HerzKreis zur Prävention als Gesundheitsvorsorge: Für alle, die mehr nach innen blicken wollen und mehr Mitgefühl für sich und andere erfahren möchten.

Bei allen Herz-Erkrankungen, auch nach Operation oder Reha bietet der HerzKreis sehr viele Möglichkeiten der Wiederherstellung der Gesundheit.

Herz und Herz-Kreislauferkrankungen nehmen Platz 1 auf der Liste aller angeführten Erkrankungen ein. Heute erleben viele Menschen Überlastung und inneren Druck. Stress entsteht durch dauerhafte körperliche oder geistige Überanstrengung, aber auch Emotionen: Ängste, Zwänge, Ärger, ständige Reizüberflutung können zu einem großen Unbehagen und zu Krankheit führen. Eventuell verspürt man das Gefühl, dass die Zeit dahin rast. Viele Menschen verausgaben sich am Tag und zum Teil auch nachts. Es scheint schwierig zu sein, die Balance zu finden zwischen Anspannung und Entspannung. Die Ansprüche an sich selbst und an das eigene Umfeld sind gestiegen. Das kann in Missverständnissen münden. Gefühle von Wut, Ärger, Angst, Trauer und Depression können auftreten und Beziehungskonflikte entstehen. Viele Menschen fühlen sich getrieben und fremdbestimmt. Ein großes Leistungsdenken, Wettbewerb und Konkurrenz herrschen im Leben vieler Menschen.

All das kann zu Herz-Enge und Herzbeschwerden führen. Die Atmung ist flach, der Blutdruck hoch, der Sauerstoff gering. Die Gefäße und Organe werden dann nicht mehr gut genug versorgt. Die Betroffenen fühlen sich erschöpft, ausgelaugt und unrund, sodass auch weitere Krankheiten auftauchen können. Verschiedene Stufen des Burnouts und Depressionen können auftreten. Ein Gefühl, nicht mehr alles bewältigen zu können, ist meist die Folge.

In den HerzKreis Übungen soll der Praktizierende bei zu hohem Blutdruck oder Schwindel den Kopf nicht zu sehr in den Nacken legen und in den Himmel schauen, sowie nicht die Hände weit nach oben reißen – es würde zu viel Energie in den Kopf bringen. Es empfiehlt sich in diesem Fall, mit den Händen in den Bewegungen weiter unten zu bleiben und diese nur langsam auszuführen. Bei Herzschrittmachern muss die Gesamtsituation betrachtet werden. Es dürfen keine ruckartigen Bewegungen gemacht werden, lieber sanft ausführen und in Brusthöhe bleiben. Aufpassen bei der Übung „Schwimmen und sich tragen lassen“: hier die Kreise enger fassen, nicht zu weit nach vorne stoßen. Ich finde es sehr wichtig, ganz behutsam auf seinen Körper zu hören.

WAS BEWIRKT DER HERZKREIS?

Ist ein Stress-Umfeld bei einer betroffenen Person auszumachen, setzt der HerzKreis an: durch seitliches Ausstrecken der Arme und Öffnung des Schultergürtels können wir den Brustraum weit werden lassen. Das Herz hat Platz zum Schlagen und wir können leichter durchatmen. Körperlich entlasten wir den Brustraum, die Atemhilfsmuskulatur und den gesamten Nacken/Schulterbereich. Unser Herz,-/Kreislaufsystem wird harmonisiert.

Wir erfahren ein Gefühl der Ausdehnung, Freiheit und Lebendigkeit. Wir können uns als kraftvolle Wesen erleben – in einem Körper, in dem unser Geist und unsere Seele gerne wohnen. Körper, Gefühle und Gedanken wollen in Harmonie miteinander schwingen.

Durch den HerzKreis erlangen wir Entspannung im Alltag und Nervenberuhigung. Es ist eine Art ganzheitliches Achtsamkeitstraining, damit wir einerseits wieder mehr Körperbewusstsein spüren, aber auch wieder mehr in die Verbindung zur universellen Kraft kommen und auch den manchmal sehr wilden Geist zur Ruhe kommen lassen. Die Übungen fördern den Zugang zu mehr Lebensenergie sowie eine herzgesunde Lebensweise. Wir bekommen mehr Kontakt zur eigenen Herzenergie. Die Herzintelligenz wird geweckt: wir sagen JA zum Leben und nehmen eine liebevolle und freundliche Haltung zu uns selbst und anderen ein. Basisgefühle wie Vertrauen, Mut, Offenheit, Resonanzfähigkeit werden gestärkt. Gefühle von Hingabe, Weite und Raum entstehen. Harmonische Beziehungen basierend auf Liebe und gegenseitigen Respekt zeigen sich. Wir sind eins mit dem Leben, offen und empfänglich für neue Erfahrungen und neue Abenteuer.

Probleme werden im Leben nicht verschwinden, jeden Tag werden wir mit neuen Herausforderungen konfrontiert: wir sind gefordert im Privat-, wie im Berufsleben. Jedoch, was wir ändern können, ist unsere Sichtweise, wie wir auf unangenehme Dinge schauen. Wie reagieren wir? Was ist in unserem Unterbewusstsein verankert? Welche Programme laufen im Hintergrund ab? Was haben wir übernommen von Eltern, Freunden, Lehrern, Menschen, mit denen wir uns umgeben haben? Welche Muster sind uns noch dienlich? Was belastet unser Herz, unsere Seele? Was können wir ändern im Leben?

Der HerzKreis lädt uns ein, genauer hinzuschauen: genauer zu uns selbst zu kommen, uns selbst zu erkennen, uns selbst besser wahrzunehmen. Müssen wir auf eine unangenehme Situation mit Wut reagieren oder mit Trauer? Oder können wir ein Gefühl von Gelassenheit und Leichtigkeit aufkommen lassen?

Unser Herz spürt viel mehr als unser Kopf – es weist uns den Weg, es navigiert uns durch unser Leben.

Es liegt an jedem einzelnen: entscheide ich mich für die Freude, für die Liebe, für Harmonie?

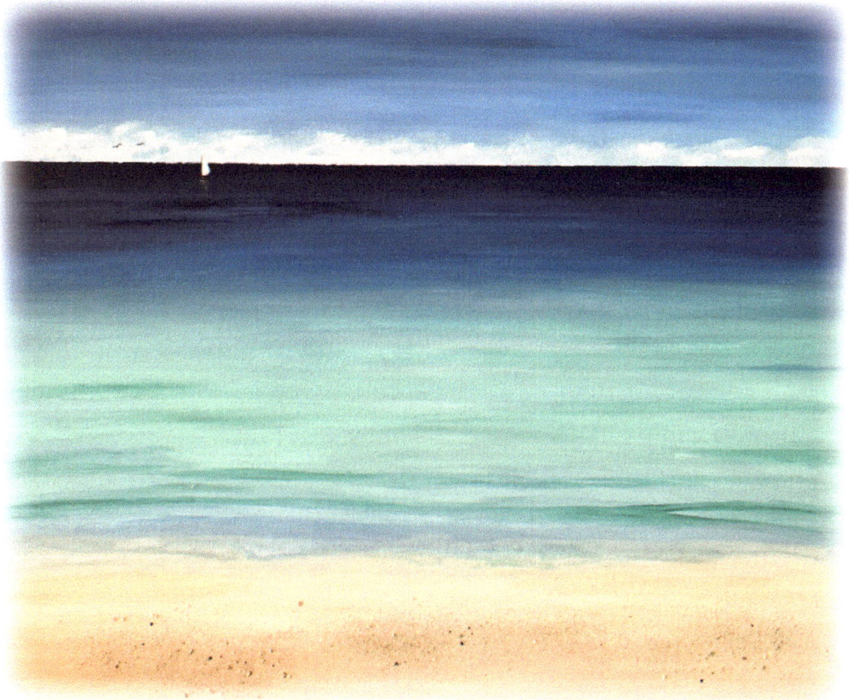

Wenn etwas leicht klappt, soll es sein.
Legt sich etwas quer, sage ich lieber noch nein.
Das Leben meint es gut.

SUSANNE SCHEITZ

DIE 12 HERZKREIS ÜBUNGEN

Bevor wir mit den HerzKreis Übungen starten, wollen wir unsere 3 Energiezentren, im HerzKreis „Tore“ genannt, erkunden:

Im chinesischen QiGong (= Arbeit mit dem Qi, der Lebensenergie bzw. die Fähigkeit mit dem Qi umzugehen) werden 3 Zentren unterschieden, die 3 Dantien:

1. unteres Dantian (Körper) im Unterbauch – Hauptenergiereservoir, Kraftzentrum
2. mittleres Dantian (Herz) in der Mitte des Brustkorbes – Herzzentrum
3. oberes Dantian (Geist) zwischen den Augenbrauen – 3. Auge

Werden wir uns der Kraft bewusst, die in uns wohnt!

Meins, deins. Alles eins.
Unseres - wie schön 🌹

SUSANNE SCHEITZ

DIE 3 TORE/ENERGETISCHE ZENTREN DES HERZKREISES

Auch im HerzKreis gibt es 3 Zentren, 3 Räume der Wahrnehmung:

a) das untere Zentrum: TOR ZUR ERDE

Mit diesem Zentrum beginnen wir zuerst. Hier geht es um unseren Körper, unseren Bauch, Instinkte, Grund-Bedürfnisse, Durchsetzungswillen, Vitalität, Sexualität/Lust aber auch Gefühle der Wut. Wir spüren unsere Kraft, unsere Lebensfreude. Aus der Mitte heraus können wir leicht reagieren auf alles, was auf uns zukommt.

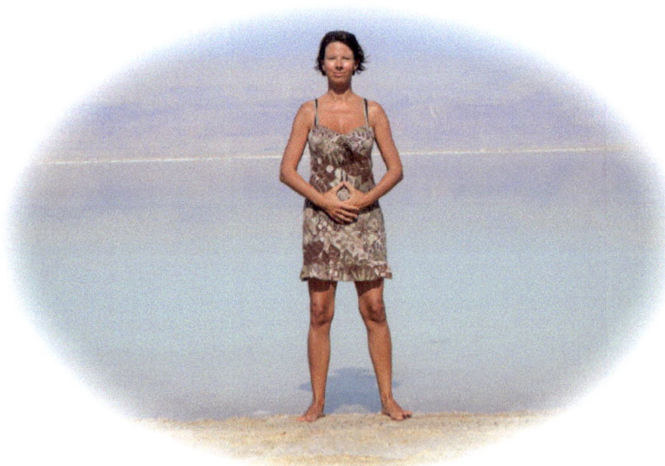

Spüre in den Körper hinein, verwurzele Dich! Du kannst aktiv sein, aber auch Ruhe und Entspannung genießen. Halte immer die Verbindung mit dem Boden. Sei Dir bewusst, wie Dich Mutter Erde trägt und nährt!

Beschreibung der Übung:
Haltung der Füße: Herzstand (Füße leicht ausgestellt, Zehen leicht nach außen weisend)
Wir legen beide Hände auf den unteren Bauch: linke Hand ist unten, rechte darüber.

Die Daumen berühren sich, bilden ein Dach über dem Nabel: schützen unsere Mitte. Ebenso berühren sich die kleinen Finger und ziehen einen kleinen Spitz nach unten auf Richtung Schambein. Die übrigen Finger liegen locker, weisen leicht hinunter, unser Kopf schwebt ganz leicht auf der Wirbelsäule.

Die Hände halten so den Unterbauch, der sich in die Handflächen hinein kuschelt. Schultern sind locker, Oberarme entspannt. Wir geben das Gewicht über unsere Fußsohlen in die Erde ab, fokussieren uns mit unserer Aufmerksamkeit auf den Unterbauch, wo wir den Kontakt mit den Händen spüren.

Wir verankern uns, lassen uns auf der Erde nieder mit beiden Beinen fest verwurzelt mit dem Boden. Einerseits zieht das körperliche Gewicht nach unten, andererseits gibt es eine energetische Kraft, die nach oben strebt und uns mit dem Himmel verbindet.

Wir lassen sanft ein Lächeln entstehen.

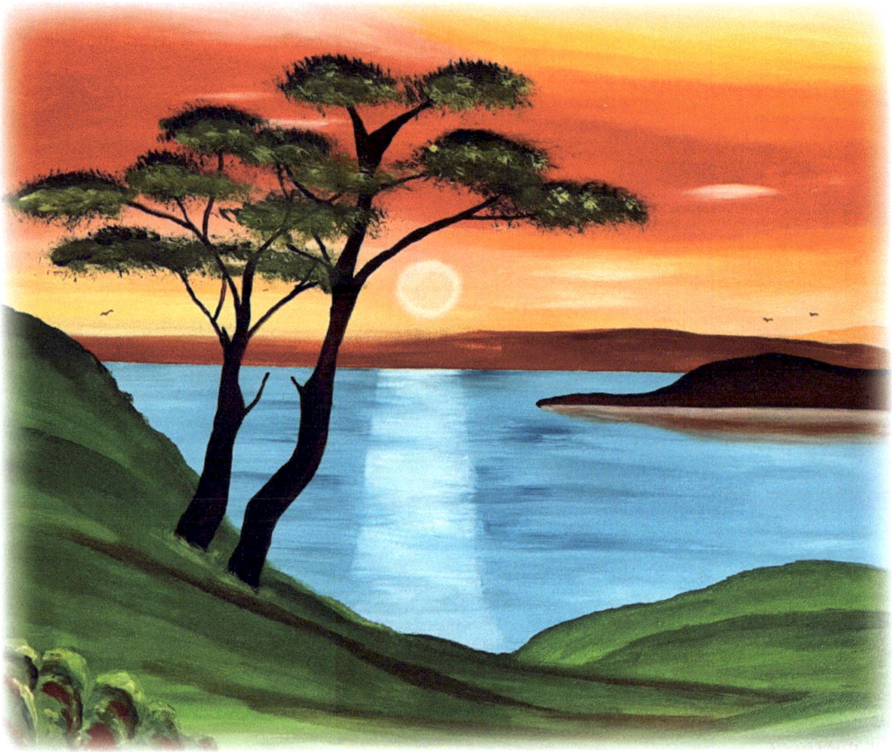

Feste Schritte, leise Schritte - achtsam, Kraft wechselt mit Leichtigkeit.
Ich bleibe in meiner Mitte.

SUSANNE SCHEITZ

Übung: ATEM MEDITATION-TOR ZUR ERDE:

Wir spüren zunächst den Kontakt mit Mutter Erde, lassen tief nach unten aus den Fußsohlen dicke Wurzeln wachsen und auch kleinere Verzweigungen. Wenn wir das Gefühl haben, fest verankert zu sein, dann ziehen wir von ganz tief unten mit der EINATMUNG über die Wurzeln, die Fußsohlen, die Beine durch das Becken in den Unterbauch frische Energie. Wir legen unsere ganze Aufmerksamkeit auf das Tor zur Erde.

Mit der AUSATMUNG lassen wir die frische Erd-Energie in den gesamten Bauchraum strömen, füllen diesen Bereich gedanklich mit allen Nährstoffen und gesunder Energie. Wir spüren die Verbindung mit Mutter Erde, die uns immer unterstützt – wir können uns ihr anvertrauen: sie nährt uns und trägt uns, egal was wir denken, fühlen oder wie wir handeln.

Variante: Wir geben mit der AUSATMUNG alles ab, was uns belastet...alle negativen Gedanken, aber auch körperliche Verspannungen, Schmerzen etc. fließen hinunter über Becken, Beine, Fußsohlen, Wurzeln tief in die Erde zurück. Mutter Erde transformiert jegliches Negative, nützt es als eine Art Dünger. Wir duschen und reinigen unseren Bauchraum mit frischer Erd-Energie, geben das Trübe wieder nach unten ab. Wir lassen los.

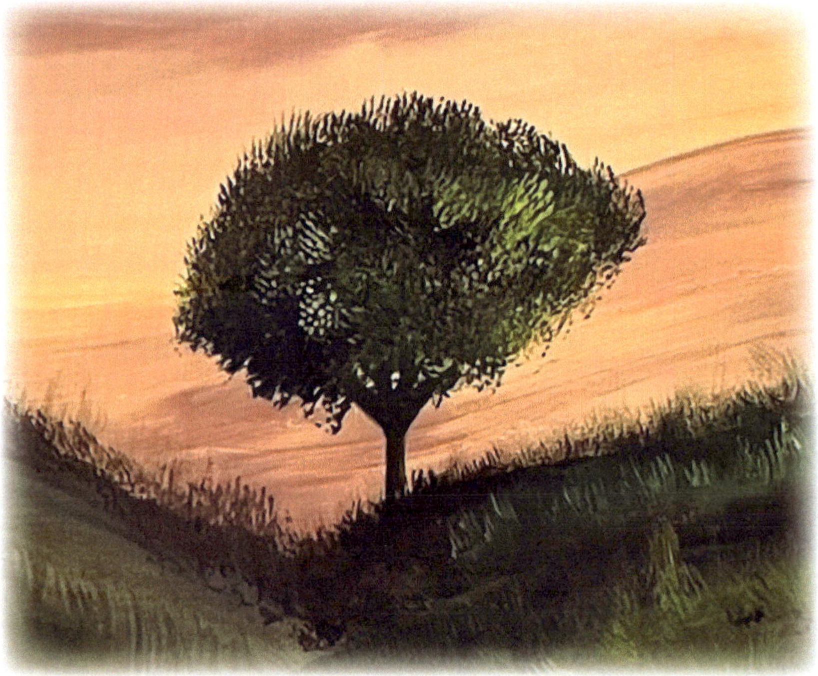

Fest verwurzelt und doch biegsam im Winde, der Baum 🌳
So viel können wir von ihm lernen. Unter ihm wird Frieden geschlossen, ein Liebesgeständnis gemacht und so manche Träne vergossen. Wie das Baby in den Schlaf sich wiegt....
Er bleibt da, spendet Schatten und Trost. Wie schön, dass es dich gibt.

SUSANNE SCHEITZ

AFFIRMATIONEN:

- Ich bin fest verankert, gut verwurzelt mit Mutter Erde.
- Ich bin in Harmonie mit der Natur.
- Ich bin zentriert und denke klar.
- Ich bin kraftvoll und stark.
- Ich nehme Kontakt auf mit meinem Körper, lausche nach innen.
- Ich agiere aus meiner Mitte heraus.
- Ich lasse es mir gut gehen in dieser Welt.

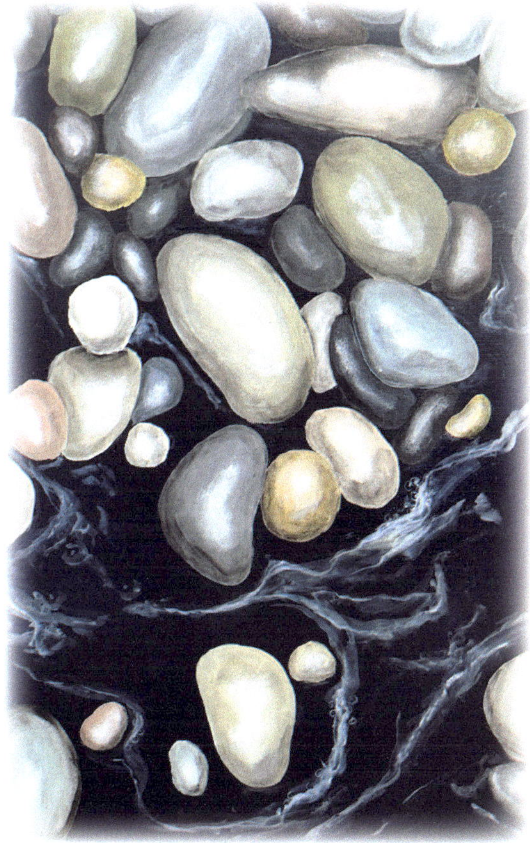

b) das obere Zentrum: TOR ZUM HIMMEL

Hier geht es um unsere mentale Ebene, den Geist, den Intellekt, den Kopf mit all seinen Gedanken, den Verstand, Themen wie Gerechtigkeit, Schönheit, Begeisterung, Konzepte, Freiheit, ich selbst zu sein

Welche Werte und Einstellungen kannst Du wahrnehmen? Was sind Deine Denk,- und Glaubensmuster? Wer glaubst Du zu sein?

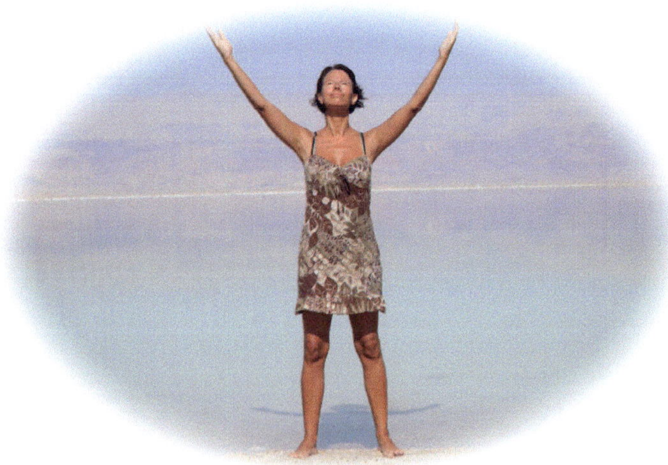

Beschreibung der Übung:
Haltung der Füße: Herzstand (Füße leicht ausgestellt, Zehen leicht nach außen weisend)

Wenn wir uns fest nach unten verankern, können wir uns nach oben hin ausdehnen zum Tor zum Himmel. Wir lösen die Hände vom Unterbauch, Arme steigen langsam nach oben über den Kopf (Achtung: Arme nicht durchstrecken, immer leicht gebeugt lassen). Handflächen zeigen zueinander, Fingerspitzen wie Antennen Richtung Himmel gerichtet. Mit der Vorstellung, als würden wir einen großen Ball fangen wollen. Blick geht nach oben.
Schultern und Kiefergelenk sind entspannt.

Von der Ferne betrachtet stellt unser Körper eine Sanduhr dar – nach oben im selben Winkel geöffnet wie nach unten. In der Mitte verläuft die Aktivität, wie der Sand in der Sanduhr hinab rieselt. Wir sind Kanal, ein Gefäß, durch das die Energie strömt.

Wir können auch das Bild eines Baumes verwenden: wir verwurzeln uns tief in die Erde. Der Stamm ist fest verankert und die Äste breiten sich leicht und locker zum Licht der Sonne hin aus.

Spüre immer wieder trotz geöffneten Armen in die Fußsohlen hinein, um den Kontakt zur Erde nicht zu verlieren.

Übung: ATEM MEDITATION-TOR ZUM HIMMEL:

Wir nehmen wie bei der Übung „Tor zur Erde“ zunächst den Kontakt mit Mutter Erde wahr, verwurzeln uns gut nach unten. Wie ein Trichter öffnen sich die Arme zum Himmel. Wir sind bereit für Licht, Liebe und Freude, was auch immer wir uns wünschen, was immer kommen mag.

Diese Qualitäten lassen wir mit der EINATMUNG über das 3. Auge, über den gesamten Stirnbereich einfließen bis in unser Herz. Wir entspannen unseren Verstand, die Welt der Gedanken, Werte und Einstellungen. Wir sind bereit für das Leben, unser Leben in Fülle, das Leben in Liebe. Es ist alles da, was wir brauchen.

Mit der AUSATMUNG duschen wir uns mit dieser frischen Himmels-Kraft und lassen die helle Energie durch unseren Körper nach unten in die Erde rieseln. Wir reinigen uns und vertrauen darauf, dass die Energie ihren Weg findet und dunkle Stellen beleuchtet. Wir genießen es, frei und gedanklich unabhängig zu sein von anderen Meinungen, Einstellungen, Erwartungen. Wir entscheiden uns für die Freude und für liebevolle Gedanken.

AFFIRMATIONEN:

- Ich überdenke meine Einstellungen mir selbst, anderen und dem Leben gegenüber.
- Ich öffne mich neuen Wegen und Möglichkeiten.
- Ich selbst bestimme bewusst meine Gedanken.
- Ich bin gelassen und tolerant.
- Ich verdiene es, gesund und glücklich zu sein.
- Ich genieße die grenzenlose Freiheit, ich selbst sein zu dürfen.

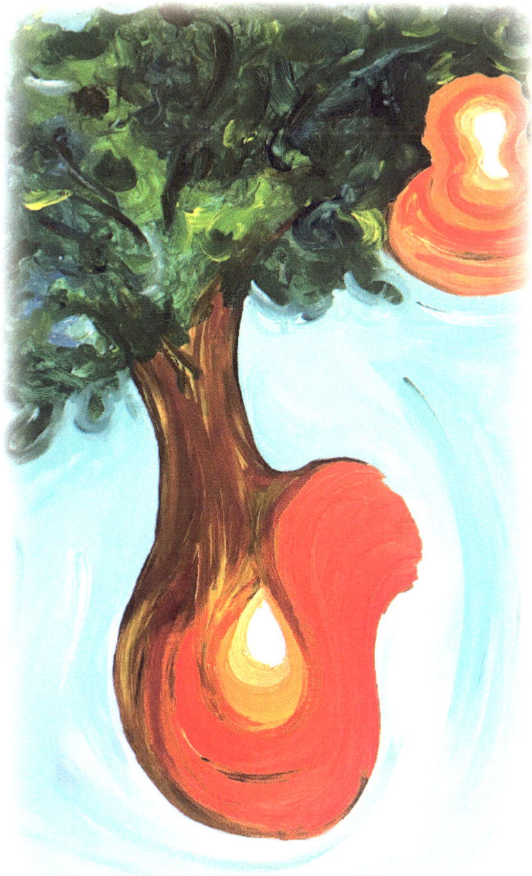

c) das mittlere Zentrum: TOR ZUM HERZEN

Das Herz verbindet Himmel und Erde – es ist unser energetisches Zentrum, ein guter Mittler zwischen Geist und Körper. Es geht um die emotionale Ebene, die Seele, Intuition, Inspiration.
Das Herz ist der Ort der Wandlung: negative Gefühle wie Angst, Enge, Schmerz, Hass dürfen transformiert werden in Liebe, Leichtigkeit, Vertrauen, Freude und Herzlichkeit. Qualitäten wie Begeisterung, Ausdehnung, Weite können wir mit dem Herz in Verbindung bringen.
Das Herz agiert autonom, hat eine eigene Herzintelligenz, ist aber auch in Verbindung mit allen Organen.

Was sagt Dein Herz zu Deinem jetzigen Leben? Was sind Deine Herzenswünsche? Welche Gefühle sind hier in Dir zu Hause?

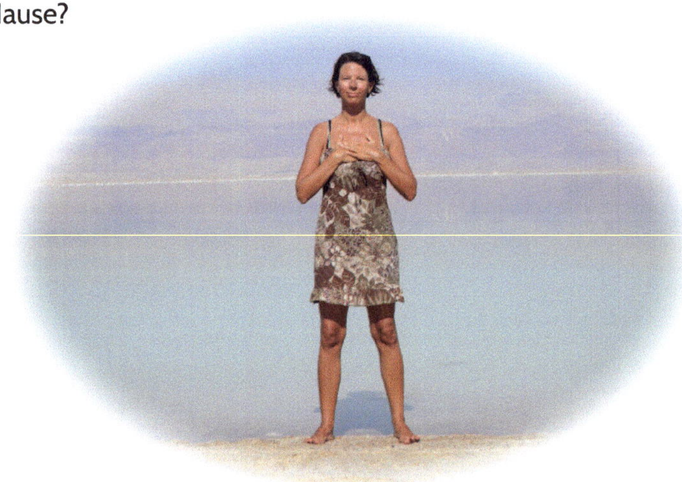

Beschreibung der Übung:
Haltung der Füße: Herzstand (Füße leicht ausgestellt, Zehen leicht nach außen weisend)

Wir legen beide Hände auf unser Herz, wobei die rechte Hand unten ist, linke darüber. Daumen und Zeigefinger berühren sich, die kleinen Finger liegen auf der Handkante und bilden einen Abschluss. Schultern und Gesicht dürfen sich wieder entspannen. Wir nehmen den gesamten Brustbereich wahr unter dem Schutz unserer Hände.

Unsere Handflächen spüren achtsam den Herzraum und auch das Herz spürt unsere Handflächen. Wir können in einen kleinen Dialog eintreten, wechselweise Kontakt zueinander aufnehmen. Wir kehren ganz in unser Herznest ein, spüren Sicherheit, Geborgenheit und Wärme.

Zu allererst ist die innere Stimme im Herzen wahrzunehmen,
nicht als Gedanke, sondern als Gefühl.
SAFI NIDIAYE

Übung: ATEM MEDITATION-TOR ZUM HERZEN:

Mit der EINATMUNG holen wir uns frische Energie, Luft und Licht direkt ins Herz hinein, mit der AUSATMUNG lassen wir unsere gereinigte Herzenergie verströmen nach allen Seiten. Wie funkelnde Sterne leuchten unsere Herzen, strahlen weit hinaus in die Welt. Wir sind ein Leuchtturm für unsere Mitmenschen.

AFFIRMATIONEN:

- Ich nehme ein Gefühl der Weite und Ausdehnung wahr.
- Ich öffne mich für all meine Empfindungen.
- Ich schließe Frieden mit all meinen Emotionen.
- Ich habe Mitgefühl mit mir selbst und mit anderen.
- Ich spüre meine Herzenswünsche und agiere mutig aus dem Herzen heraus.
- Ich genieße inneren Frieden, Stille, Ruhe und entspanne mich.

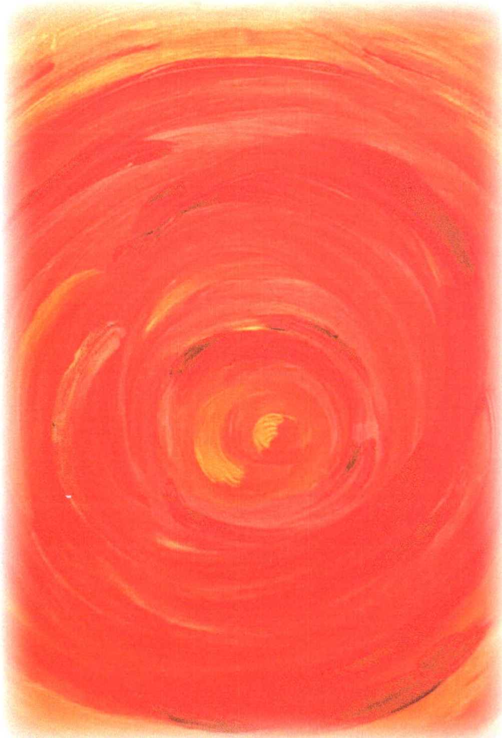

Frage ich 10 Leute, bekomme ich 10 Antworten. Frage ich mein Herz, öffnet sich ein Tor. Ich lächle und vertraue.

SUSANNE SCHEITZ

ABSCHLUSS:

Dann streifen wir rückwärts zu unseren NIEREN als Ausgleich zum Element Feuer. Wir beruhigen unsere Emotionen, die dem Element Wasser zugeordnet sind. Wir tanken frische Energie auf, regenerieren uns und spüren mehr Vertrauen, Leichtigkeit und Zuversicht im Leben.
Gedanklich können wir unsere Nieren „füttern" mit Energie.
Wir geben uns selbst Rückendeckung und nehmen die Kraft der Ahnen wahr.

Dann streifen wir mit der EINATMUNG wieder mit den Händen nach vorn zum Tor zur Erde. Dort lassen wir uns mit der AUSATMUNG nieder. Spüren noch einige Momente nach, halten inne. Wir kommen ganz in die Stille, in unser Sein.

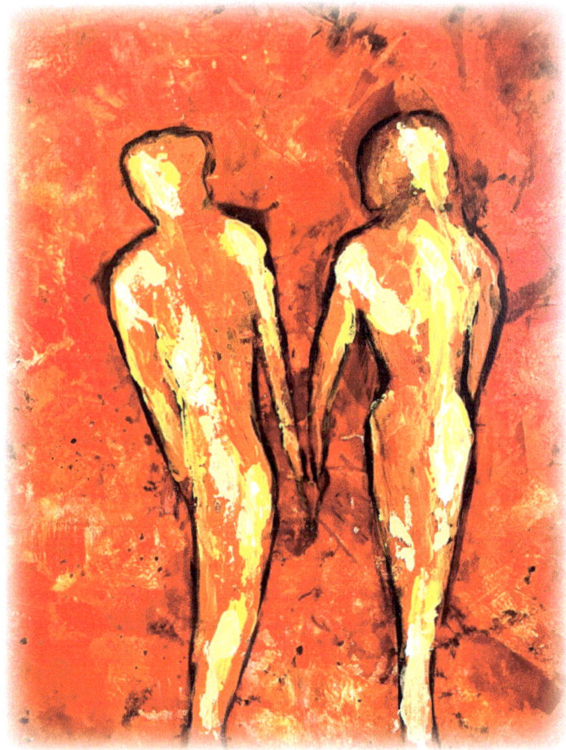

ALLE 12 HERZKREIS ÜBUNGEN IM DETAIL:

Ausgangsposition Leerstand:
Die Füße stehen eng nebeneinander, Fersen zusammen. Das Becken lassen wir sinken, die Schultern entspannen. Arme hängen locker links und rechts neben dem Rumpf. Wir starten aus der Einheit heraus. Wir leeren unseren Geist, verbinden uns mit Himmel und Erde.

Dann bewegen wir uns nach außen in die Dualität: wir machen einen Schritt nach links in den **Herzstand:** schulterbreiter Stand, lockere Knie, die Fußspitzen zeigen leicht nach außen – öffnen somit unseren Bauch,- und Brustraum. Mit dem Gefühl, das Becken sinkt in die Beckenschale, Rücken wird lang (kein Hohlkreuz!), Bauch und Schultern dürfen sich entspannen. Wirbelsäule ist nach oben gerichtet, wie eine Perlenkette aufgefädelt – auf der Spitze oben befindet sich der Kopf, ganz locker und leicht. Kiefer und Gesichtsmuskeln sowie Nacken entspannen sich. Blick ist nach vorne gerichtet. Wir sind eingebettet zwischen Himmel und Erde – eine Kraft richtet uns auf und zieht sanft nach oben, eine andere stabilisiert uns und lässt uns sanft nach unten sinken.

Handflächen liegen übereinander auf dem Unterbauch, wobei sich die linke Hand unten befindet. Daumen und kleine Finger treffen sich. Der Bauch wird gehalten, die Daumen bilden ein Dach über den Nabel. Mindestens 3x durch die Nase ein- und durch den Mund sanft ausatmen. Das Tor zur Erde wahrnehmen.

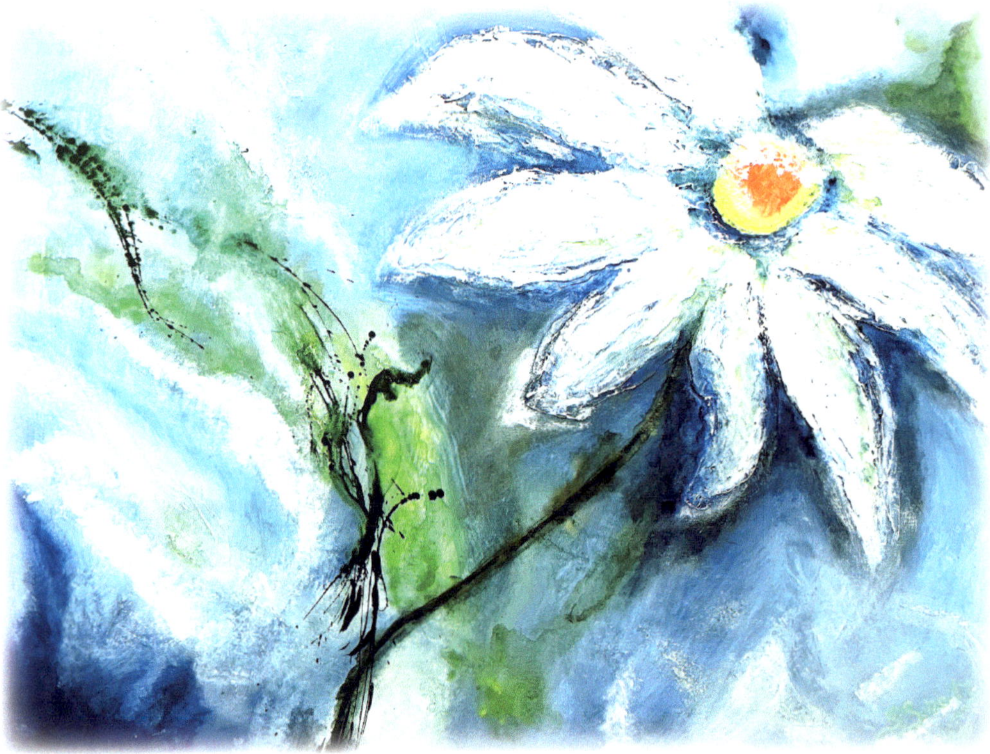

Frühling liegt in der Luft, die bunten Blüten strahlen um die Wette. Bunt ist es rundherum. Im Herzbereich - fühle hin - da ist Leben, Liebe, Freude - alles da!

SUSANNE SCHEITZ

1. ÜBUNG: AUF DAS GANZE SCHAUEN

Herzensbotschaft: Ich nehme den Stress raus

Geste: Flügel eines Adlers

Element: LUFT

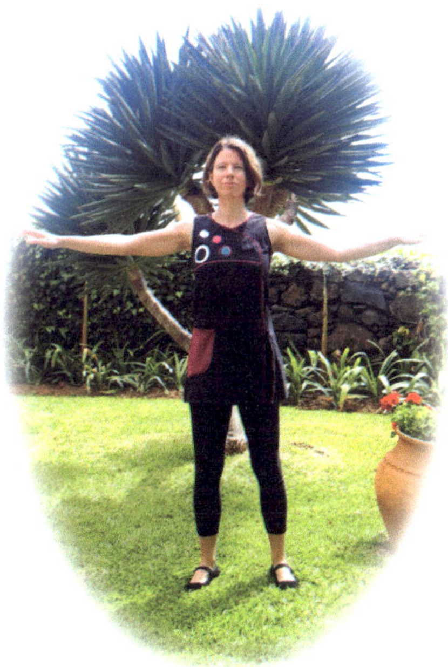

Beschreibung der Übung: als Vorübung bewegen wir die Hände mit der Einatmung vom Tor zur Erde hinauf zum Tor des Himmels: Arme ausgestreckt nach oben, Handflächen zueinander. Mit der Ausatmung gehen wir in die 1. Position und senken die Arme sanft zu beiden Seiten auf Schulterhöhe ab. Handflächen zeigen zur Erde.

Wir schieben die Arme zur Seite, als würden wir einen Vorhang/Schleier wegschieben oder eine Schiebetür öffnen. Die Arme landen mit den Handflächen nach unten seitlich auf Höhe der Brust. In dieser Bewegung kurz innehalten. Wir blicken auf den Horizont. Hände bleiben im Blickwinkel.

Wir atmen ein: „schauen und fliegen“ und atmen aus, Arme gehen nach unten, kommen mit weiter Sicht unten an bei Übung 2.

EXKURS: Flügelschlag...mit der Vorstellung: unsere Arme verwandeln sich in Flügel. Ganz leicht heben und senken sie sich ein paar Male – von der Schulter über Ellenbogen, Handgelenk, Finger geht die Energie von innen geschmeidig nach außen. Wir spüren die Luft rings um unsere Flügel, das Getragen-Sein, den Auftrieb, die Leichtigkeit. Vertrauensvoll wenden wir uns schließlich der Erde zu und senken die Flügel ganz nach unten ab, sind bereit zur 2.Übung.

Vorstellung: Du stehst oben auf dem Gipfel eines Berges oder im Nest eines Adlers. Du schaust hinab auf die Landschaft Deines Lebens: wo stehst Du jetzt? Was hast Du bisher erlebt, erfahren, gespürt in Deinem Leben? Welche Fortschritte hast Du gemacht, aber auch welche Krisen und Rückschläge hast Du erlebt und gemeistert?
Das alles macht Dich aus, macht Dich zu dem Menschen, der Du jetzt bist.
Du darfst jetzt einfach nur sein.
Alles ist richtig, so wie es ist, alles hat dazu beigetragen, dass Du diese Person bist, die Du bist.

Wir ändern unsere Perspektive, indem wir von oben schauen und alle Probleme, Ängste, Sorgen werden kleiner...wir behalten den Überblick und verlieren uns nicht im Detail. Wir verzetteln uns nicht, behalten immer das große Ganze im Auge. Aus der Distanz heraus betrachten wir unsere Probleme, Projekte – wie ein Adler blicken wir von oben, vom Berg herab mit weiten ausgebreiteten Schwingen. Wir nehmen die Luft-Perspektive ein. Wir spüren die Weite, die Ausdehnung, sind verbunden mit allem, was ist. Unten wirkt alles klein.... wie in einem Spiel. Da haben negative Gedanken keine Chance! Probleme wirken ganz klein, nicht bedrohend. Mit den Handflächen nach unten bleiben wir in Kontakt mit Mutter Erde. Wir lassen uns auf ihr nieder. Stress und Angst dürfen sich auflösen, neue Perspektiven dürfen sich zeigen. Wir stärken unseren Atemraum sowie das gesamte Immunsystem mit der 1. Übung.

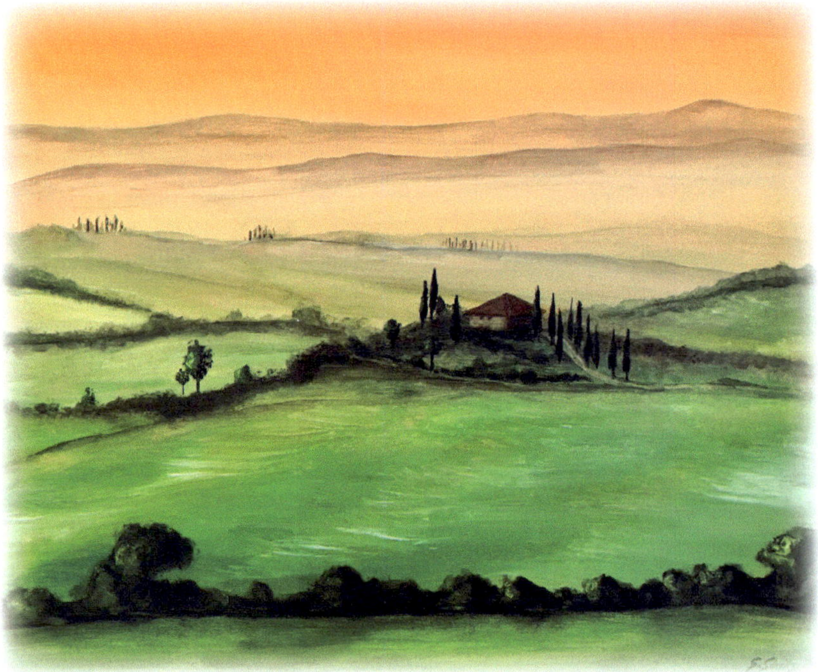

In dem Moment, wo du mit deinen Gedanken aus dem Körper hinausgehst,
bist du schon in der Illusion.
Bleib - spüre und sieh. Hier ist....
Bleib in deinem Herzen.

SUSANNE SCHEITZ

@Herzensbotschaft:

- Ich lasse den Stress, den Druck, das Getrieben-Sein bewusst mit der Ausatmung los.
- Ich nehme ein Gefühl der Weite, der Ausdehnung wahr.
- Ich nehme den Druck vom Herzen, vom gesamten Brustraum – ich öffne mein Herz und meine Lungen haben genügend Platz für die Atmung.
- Ich meistere meinen Alltag ganz locker.
- Ich fühle mich leicht und luftig an.
- Ich lasse Anspannungen abfließen, entspanne meine Schultern, meinen Nacken, meine Arme.
- Ich werde zum inneren Beobachter, zum Zeugen meines Lebens.
- Ich nehme bewusst meine Gedanken und Gefühle wahr: alles darf sein.
- Ich erweitere die Sichtweise meines Herzens.
- Ich blicke ins neue Licht und gehe über den gewohnten Blickwinkel hinaus.

Innere Haltung: Verbundenheit

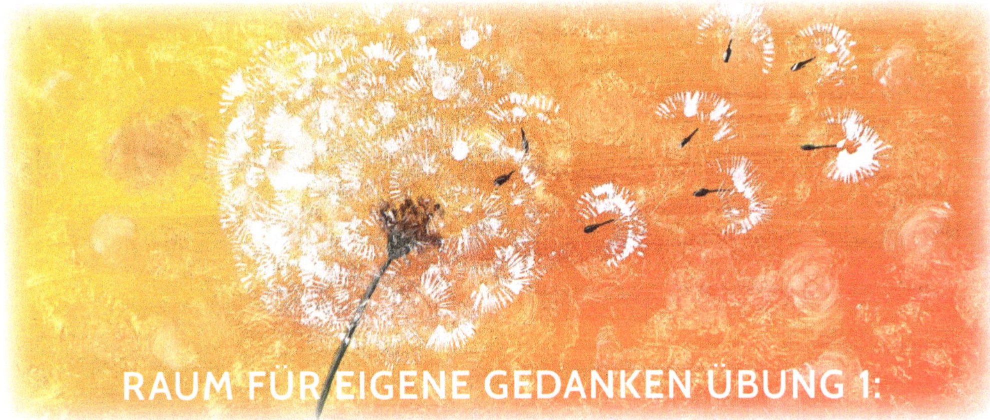

RAUM FÜR EIGENE GEDANKEN ÜBUNG 1:

2. ÜBUNG: FÜLLE AUFBAUEN, FÜLLE GEBEN

Herzensbotschaft: Ich sende Herzensgrüße

Geste: Öffnung, Energie vom Herzen nach allen Seiten verströmen lassen

Element: FEUER

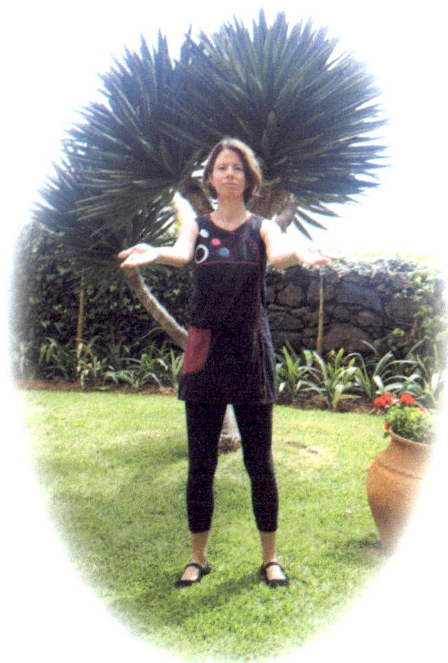

Beschreibung der Übung: Auf Hüfthöhe drehen wir die Handflächen nach oben, Fingerspitzen zeigen zueinander. Wie eine Schale heben wir die Hände in Bauchhöhe vor dem Körper mit den Ellenbogen nach außen zum Herzen und atmen ein. Wir zentrieren uns gut in unser Zentrum, bringen die Ellenbogen wieder zum Körper, die Arme strecken wir nach vorne mit der Ausatmung. Mit einer vom Herzen sich öffnenden Geste lassen wir aus dem Herzen Energie, Liebe, Mitgefühl, was immer wir uns vorstellen, verströmen nach allen Seiten. Die Hände begleiten das gedankliche Bild mit einer Öffnung gleichzeitig nach links und rechts. Schultern bleiben entspannt – schlussendlich stehen wir fest verankert mit nach oben zeigenden Handflächen auf der Erde.

Vorstellung: Aus der Erde tankst Du Energie auf, Kraft, Fülle. Du hast alles, was Du brauchst. Was Du benötigst zum Leben, schenkt Dir Mutter Erde. Wir sehen es in der Natur – Mutter Erde sorgt für ein reibungsloses Funktionieren, wenn man sie nur lässt. Alles regelt sich von selbst, gleicht sich aus. Du verbindest Dich mit der Kraft von Mutter Erde und schöpfst von tief unten ihre Energie, die sie bereitwillig jederzeit ohne Unterlass zur Verfügung stellt in Dein Herz. Es ist genug da, immer, für alle Zeit! Du spürst Deine Fähigkeiten, Dein Potential.

Diese Energie lässt Du in Dir hochsteigen bis in Dein Herz. Dort verankere sie, nimm sie wahr. Spüre gleichzeitig in Deine Fußsohlen, verliere nicht den Bodenkontakt. Lass die Erd-Energie über Deine Beine, Rumpf in Dein Herz strömen. Von dort öffnest Du Deine Arme und lässt die Energie sich nach allen Seiten verteilen. Die Energie verströmt sich um Dich herum, weit in die Welt hinaus. Du bist mit allem, was existiert, verbunden. Nach dem Gesetz der Resonanz kommt alles, was Du aussendest in verstärkter Form wieder zu Dir zurück. Wenn Du Liebe schickst, empfängst Du Liebe.

Wenn Du negative Gedanken oder gar Hass sendest, wirst Du auch negative Energie zurückbekommen.
Das elektromagnetische Herzfeld ist 5.000x stärker als das Feld vom Gehirn. Das Herz schlägt schon, bevor wir denken.

Die Handflächen zeigen zum Himmel, wir sind auch an die Himmels-Energie angebunden. Der Brustraum darf sich weiten mit der öffnenden Geste der Hände. Der Blick geht in die Ferne. Du fokussierst nichts. Du blickst nach allen Seiten.

@Herzensbotschaft:

- Ich lebe in Fülle und lass meine Mitmenschen an der Fülle teilhaben. Es ist genug für alle da.
- Ich öffne mich meinem Gegenüber mit Begeisterung und Freude.
- Ich empfinde Mitgefühl für mich und andere.
- Ich schwinge gemeinsam auf einer höheren Frequenz mit anderen.
- Ich sende und empfange Liebe und Freude.
- Ich sende Grüße, Segen und ein liebevolles Lächeln von meinem Herzen in die Welt hinaus.

Innere Haltung: Fülle wahrnehmen und miteinander teilen

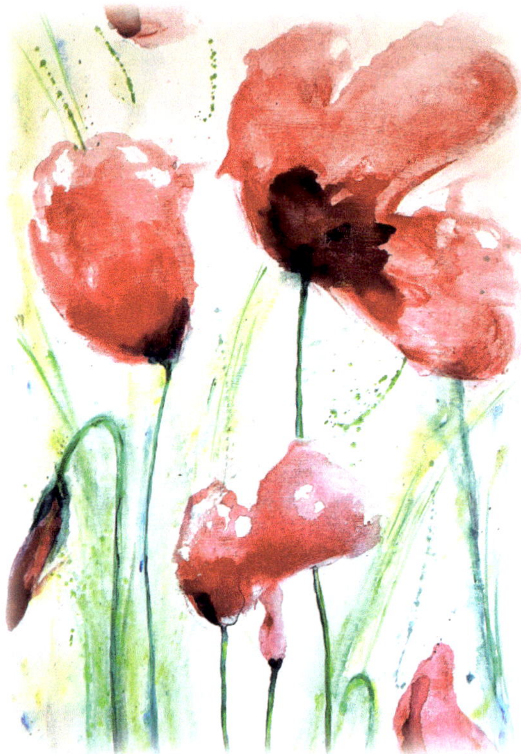

Beschwingt lausche ich der Natur.
Ich höre die Vögel zwitschern. Die Blätter rascheln im Wind. Ruhig fließt mein Atem.

SUSANNE SCHEITZ

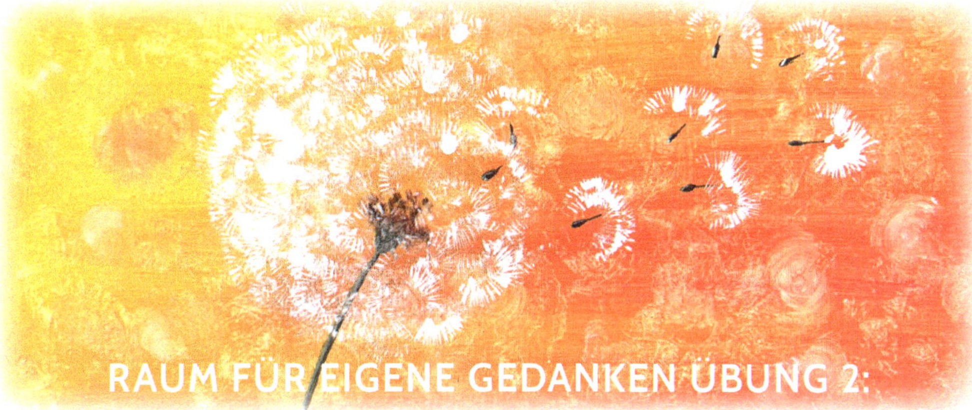

RAUM FÜR EIGENE GEDANKEN ÜBUNG 2:

3. ÜBUNG: ANNEHMEN UND SINKEN LASSEN

Herzensbotschaft: Ich ändere mich selbst

Geste: Demut

Element: FEUER

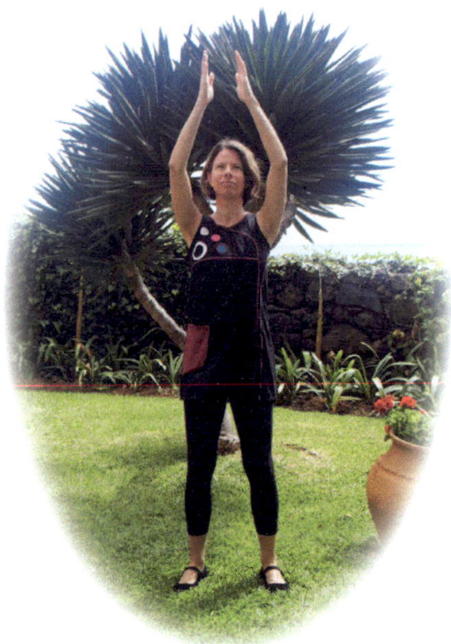

Beschreibung der Übung: Die Arme steigen mit der nächsten Einatmung nach oben über den Kopf, die Handflächen gehen zusammen mit den Fingerspitzen wie Antennen zum Himmel zeigend. Schultern entspannt lassen, Blick geht leicht nach oben. Achtung bei hohem Blutdruck nicht zu sehr nach oben schauen, damit die Energie nicht zu stark nach oben schießt.
Mit der Ausatmung ziehen wir die Hände die Mittellinie entlang nach unten, Fingerspitzen bleiben Richtung Vater Himmel. Kopf neigt sich demütig, beugt sich vor dem großen Ganzen. Der Blick folgt den Händen. Der Nacken wird weich und durchlässig, auch das Brustbein. Das Herz öffnet sich. Auf Bauchhöhe lösen sich die Hände.

Vorstellung: Vom Himmel nimmst Du dankbar Dein Schicksal/Deine Lebensaufgabe an. Du wehrst Dich nicht. Du nimmst es an und lässt es gedanklich durch Deinen Körper rieseln. Spürst das Leben in allen Facetten. Demütig neigst Du Dein Haupt. Die Energie führst Du vom Himmel durch Deinen Körper hinunter in der Herz-Haltung. Die Handflächen berühren sich. Du erkennst Deine Göttlichkeit an. Du erkennst Dich selbst, siehst Dein Gegenüber in Dir selbst. Du lässt Dein Leben zu, gehst nicht in Widerstand. Du bist ganz durchlässig, aber doch präsent. Ganz verwurzelt mit Mutter Erde, alles Negative kann abfließen. Du nimmst Situationen an, die Du nicht ändern kannst. Schau Dir Deine Einstellungen an: warum verhältst Du Dich in einer gewissen Weise? Was denkst Du von Dir, von Deinem Umfeld, von Deinem Leben? Welche Glaubenssätze und Verhaltensmuster hast Du? Sind Dir diese Einstellungen noch dienlich oder behindern sie Dich? Du kannst Dich neuen Sichtweisen öffnen und entdecken, wer Du wirklich bist.

Wenn Du eine Situation nicht ändern kannst, dann versuche sie zu akzeptieren. Du kannst nur Dich selbst ändern, nicht den anderen. Das vermeintlich Paradoxe ist: wenn Du Deine Einstellungen änderst, ändert sich auch Dein Umfeld. Dein Gegenüber ist Dein Spiegel: wie im Innen so im Außen. Wenn Du im Gleichgewicht bist und inneren Frieden verspürst, dann wird es sich auch positiv auf Deine Umgebung auswirken. Stille, Akzeptanz und Annahme im Innen bedeutet Ruhe und im Fluss sein im Außen (sowie umgekehrt).

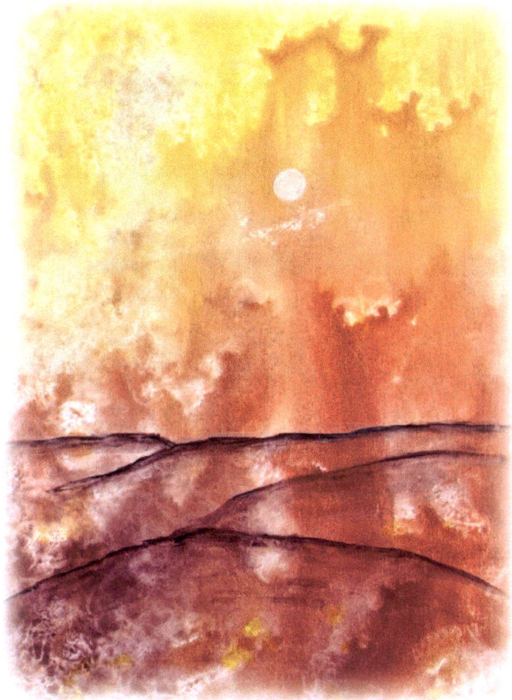

Es mag Umstände geben, die nicht zu ändern sind. Doch wer hindert uns daran,
unsere Einstellung dazu und unsere Reaktion darauf so zu ändern,
damit wir uns in einer glücklicheren Lebenslage wiederfinden.

SUSANNE SCHEITZ

@Herzensbotschaft:

- Ich überprüfe meine Glaubenssätze hinter meinem Verhalten und ändere meine Einstellung.
- Ich folge meiner inneren Weisheit.
- Ich akzeptiere Situationen, die ich nicht ändern kann.
- Ich werde entspannter, ruhiger und gelassener.
- Ich bin durchlässig und nehme bewusst meine Gefühle wahr.
- Ich fließe mit dem Leben.
- Ich spüre ein Gefühl der Dankbarkeit und Demut

Innere Haltung: Würdigung des großen Ganzen

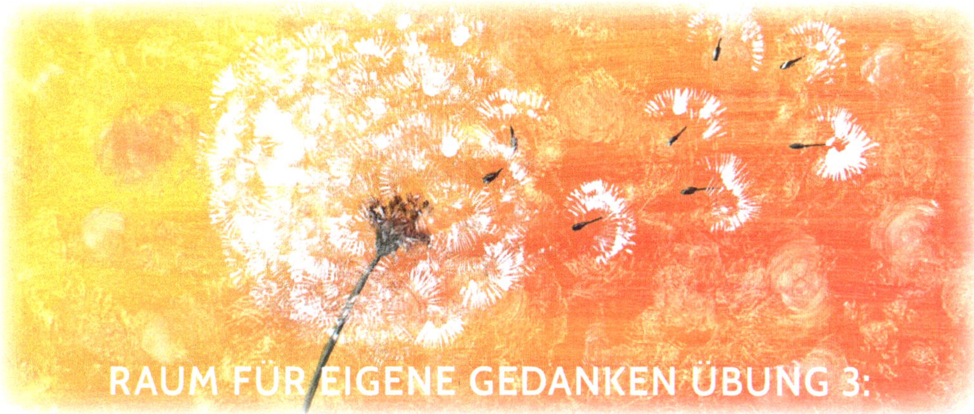

RAUM FÜR EIGENE GEDANKEN ÜBUNG 3:

4. ÜBUNG: SICH EIN HERZ FASSEN

Herzensbotschaft: Ich umarme meine Wut

Geste: Geborgenheit, Herznest wahrnehmen, Umarmung

Element: FEUER

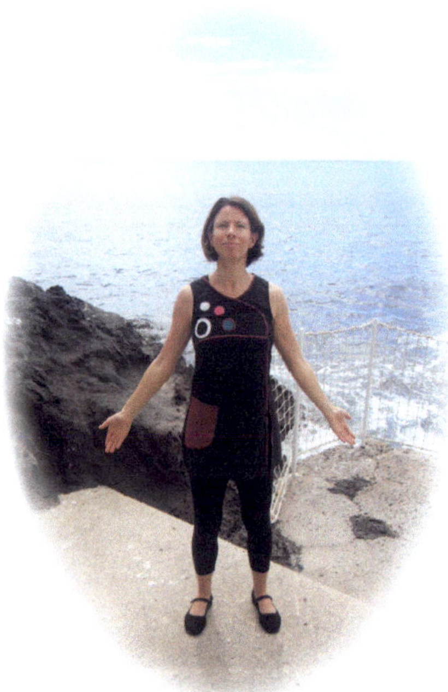

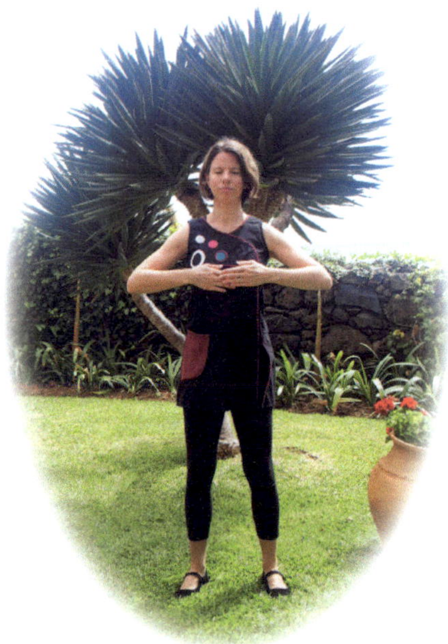

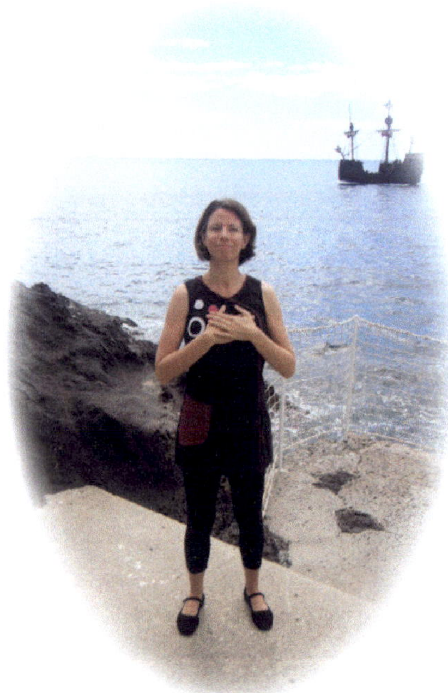

Beschreibung der Übung: Die Arme breiten sich mit der Einatmung in einem Bogen seitlich aus, werden nach vorn gebracht, als würden wir einen großen Ball umarmen. Schließlich geht mit der Ausatmung die rechte Hand auf das Herz, die linke genau darüber, sodass beide Handflächen übereinander liegen. Die Daumen berühren die Zeigefinger, die Kleinfingerseite liegt entspannt übereinander. Wir nehmen das Tor zum Herzen wahr, kehren ganz in unser Herznest ein, nachdem wir alle Gefühle ins Herz genommen haben.

Vorstellung: Wenn Du Dir ein Herz fasst, dann handelst Du beherzt, bist weitherzig. Auch im Angesicht von Angst und Wut bleibst Du ganz bei Dir. Emotionen von Wut, Ärger, Groll etc. trennen Dich von Dir selbst, von Deinem Körper. Du kannst nicht mehr die Verbindung mit dem großen Ganzen, mit der universellen Kraft spüren. Wenn Du wütend bist, schießt die Energie aus dem Sonnengeflecht nach oben. Du verspürst Druck in Deinem Herzen, Dein Brustraum wird eng, die Energie kann weiter nach oben gehen in den Kopf hinein. Dein Gesicht wird rot, Hitze steigt in Dir auf, Du fängst an zu schwitzen. Du kannst nicht mehr klar denken. Wut soll nicht verdrängt werden, sie will wahrgenommen werden. Wenn Du Dich der Liebe abwendest aufgrund von Herzensverletzungen und Du nicht mehr aufmerksam Dir selbst gegenüber bist, kann es sich körperlich auswirken. Du bist dann getrennt von Deiner Herzensenergie. Stelle Dich Deinen Emotionen, nimm sie liebevoll an!

Mit einer umarmenden Geste nimmst Du alles in Dein Herz hinein, alles was ist: Schönes, liebevolle Gedanken, Wünsche, Sehnsüchte, Hoffnungen und Deine Talente, Potentiale. Auch Schattenseiten: Ängste, Wut, Sorgen...alle Deine Gefühle haben Platz in Deinem Herzen, dem Ort der Wandlung. Das Herz ist der Friedensstifter, ein Ort der Stille, der Ruhe. Halte für einen Moment inne, spüre nach. Dann nimmst Du Entspannung und Erleichterung wahr. Habe Mitgefühl für Dich selbst und andere! Du kannst Deinem Herzen vertrauen – es hat die Kraft, dass sich negative Gefühle wandeln. Im Feuer des Herzens schmelzen negative Emotionen und Neues kann entstehen.

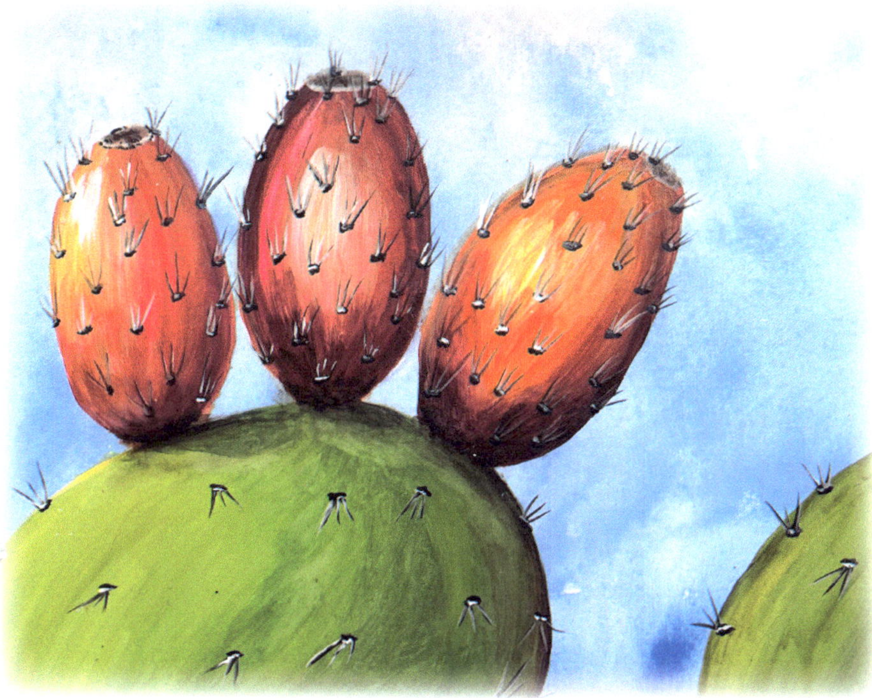

All unsere Denkmuster und Erlebnisse sind in uns gespeichert, in jeder Zelle können wir sie finden. Indem wir langsam unsere Art des Denkens ändern, bieten wir unseren Gefühlen und letztendlich auch unserem Körper die wunderbare Möglichkeit, zu heilen.

SUSANNE SCHEITZ

@Herzensbotschaft:

- Ich spüre die Transformationskraft in meinem Herzen.
- Ich schließe Frieden mit all meinen Gefühlen.
- Ich bin großzügig mir selbst und anderen gegenüber.
- Ich spüre eine starke Verbindung zu mir selbst.
- Ich umarme mein inneres Kind.
- Ich bin mit meiner Herzenskraft verbunden.
- Ich liebe und akzeptiere mich, so wie ich bin.
- Ich erlaube mir, ich selbst zu sein.

Innere Haltung: Mut

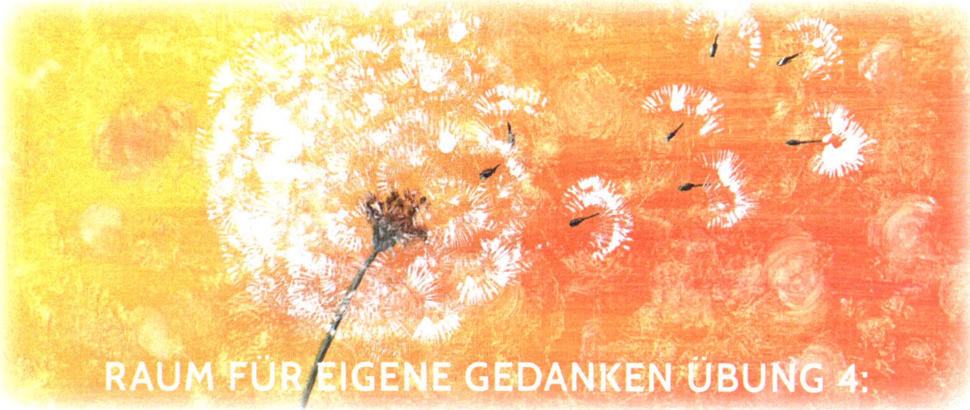

RAUM FÜR EIGENE GEDANKEN ÜBUNG 4:

5. ÜBUNG: HALTEN UND HÜTEN

Herzensbotschaft: Ich gebe mir Raum

Geste: Schutz

Element: ERDE

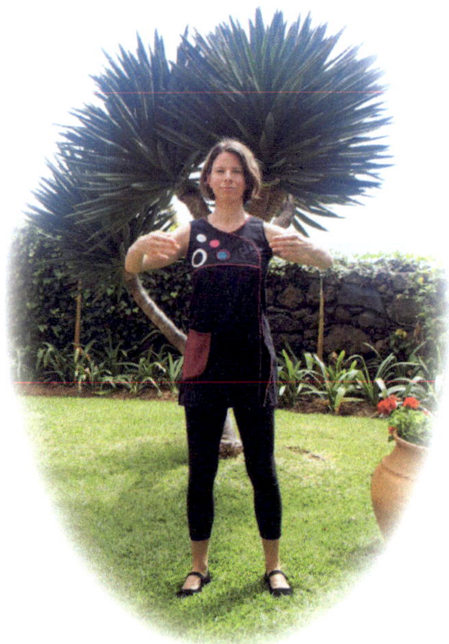

Beschreibung der Übung: Die Hände lösen sich vom Tor zum Herzen nach vorne mit der Einatmung. Wir bilden einen schützenden Hof um unser Herz: wir halten den Raum. Spüren in den Raum vor uns, hinter uns, neben uns. Nehmen den Herzraum wahr in unserem Körper und darüber hinaus. Entspannen uns mit der Ausatmung in das Herznest hinein: wir hüten den Raum. Schultern bleiben entspannt, Handflächen zeigen zum Herzen auf Herzhöhe. Immer wieder spüren wir auch gleichzeitig in die Verbindung mit Mutter Erde, sind ganz präsent und im Augenblick.

Vorstellung: Wieviel Raum benötigst Du? Wieviel Platz, wieviel Nähe oder Distanz? Du hältst den Raum mit Deinen Händen, den Du gerade im Moment brauchst, spürst den Herzraum vor Dir, hinter Dir, neben Dir, um Dich herum. Das Herzfeld reicht viel weiter über den Körper hinaus (Durchmesser des elektromagnetischen Energiefeldes vom Herzen: ca. 2,5m). Du hütest diesen Raum, behandelst ihn sorgfältig. Du wahrst Deine eigenen Grenzen. Nur Du entscheidest, wer da hinein darf. Du bist der Hüter/die Hüterin. Dein Inneres ist wie eine Stadt, umgeben von Stadtmauern. Wie beständig, wie standhaft bist Du? Fällst Du bei jedem Wind bzw. Problem um? Wie zentriert bist Du, wie verwurzelt? Gibst Du Deinen Gefühlen Raum oder verdrängst Du sie?
Du spürst in Deine Kraft. Du darfst sein, wie Du bist. Du darfst den Raum einnehmen, ohne Dich zu rechtfertigen. Ganz entspannt stehst Du da und wahrst Deinen Raum, Dein gesamtes Wesen. Du lässt Dich nicht hineinziehen in andere Geschichten oder Dinge, die Dich nicht betreffen.

Wieviel Freiraum nimmst Du Dir? Planst Du genug Pausen ein, Zeit zur Regeneration? Wie kannst Du Deinen Alltag gestalten, Zeit für Dich selbst nehmen, damit Du nicht untergehst bei all dem Druck, Anforderungen und Erwartungen von außen?

Es reichen oft nur ein paar Minuten, in denen Du Dich bewusst zentrieren kannst, in die Fußsohlen hinein spürst, die Hände auf den Unterbauch legst und Dich auf die Atmung konzentrierst. Richte öfters den Blick nach innen!
Dann lässt Du alle inneren Bilder gehen, Hände streifen sanft zur Erde zur Übung 6. Du hältst nichts fest, lässt alles vorüberziehen.

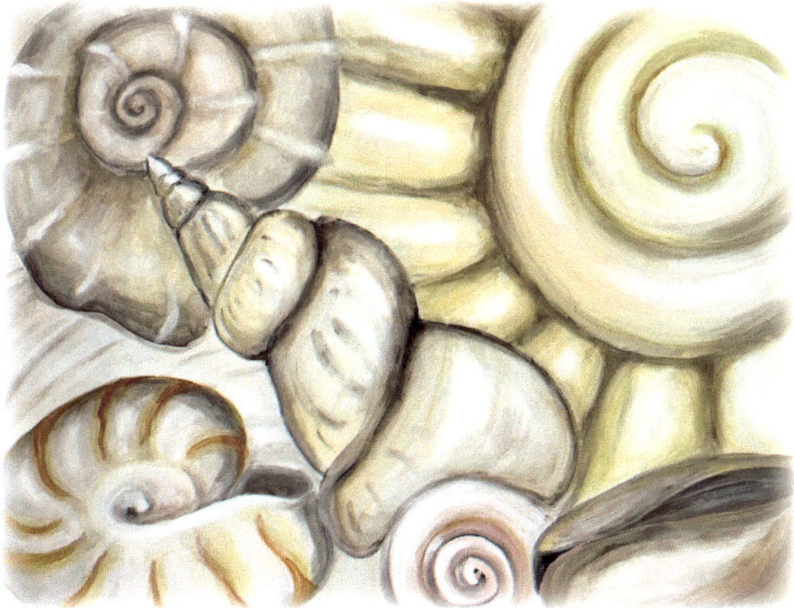

Guter Stand - stark und stabil.

Möchte ich Stress abbauen und gut entspannen, atme ich ruhig ein und zähle dabei langsam bis 4. Danach atme ich langsam aus und zähle dabei bis 6. Ein paar Minuten ruhig atmen genügen und ich kann so auf wunderbare Art das Gleichgewicht in mir herstellen.

SUSANNE SCHEITZ

@Herzensbotschaft:

- Ich nehme mein Herzfeld in mir und um mich herum wahr und entspanne mich bewusst in das Feld hinein.
- Ich gebe mir Zeit und Raum.
- Ich schütze mein Herz.
- Ich gehe in die Stille, kehre ganz in mein Herznest ein.
- Ich sorge gut für mich.
- Ich bin in Sicherheit.

Innere Haltung: Ruhe

Übung: den eigenen Raum wahrnehmen:
Du hältst Deine Hände in einem sanften Bogen vor Deinem Körper, als würdest Du einen großen Ballon umfassen. Du kannst ausprobieren, wie es sich anfühlt, wenn Du die Hände weiter oder enger vor dem Körper fasst. Kannst Du Deine momentanen Gefühle wahrnehmen? Gib ihnen den Raum, den sie brauchen.

Wieviel Nähe lässt Du zu? Wieviel Raum brauchst Du? Kennst Du Personen, die in Deinen Raum eindringen möchten, die Dir Energie rauben? Oder Menschen, die Dich manipulieren möchten, beeinflussen oder Druck ausüben? Kannst Du Dich gut abgrenzen, Deine Meinung sagen, Deinen Raum halten?

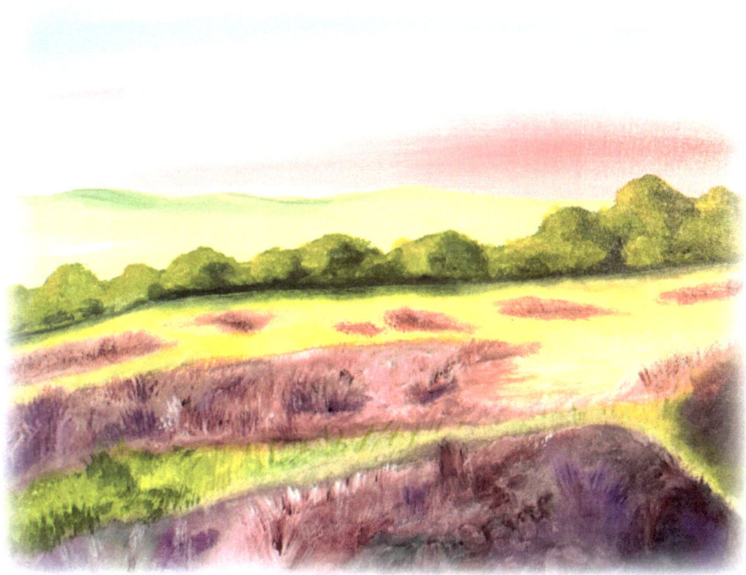

So dankbar darf ich erkennen.
Doch Worte gibt es dafür im Augenblick nicht.
An den Taten siehst du es und im passenden Moment wird es sich DEM offenbaren, der bereit ist,
zu hören, zu sehen, zu fühlen und sogar zu riechen und zu schmecken…
Damit die Sinne die Botschaften zum Verstand weitertragen, und wenn es sein darf,
sogar zum Herzen.

SUSANNE SCHEITZ

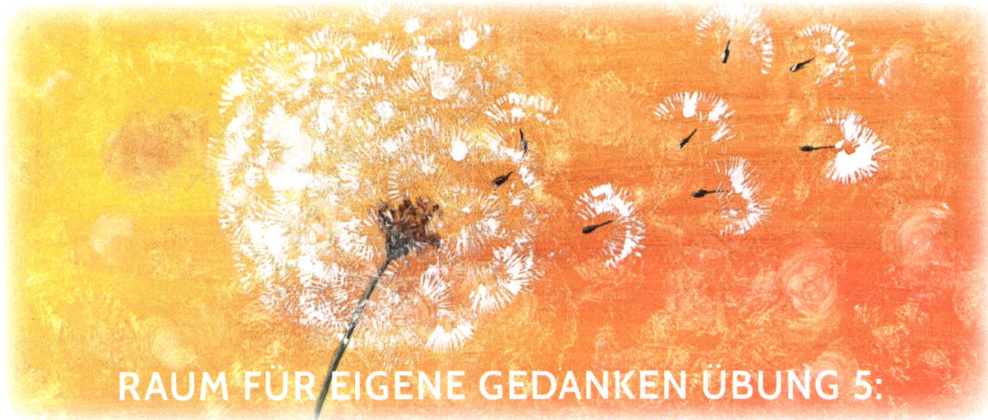

RAUM FÜR EIGENE GEDANKEN ÜBUNG 5:

6. ÜBUNG: AUSGLEICHEN UND ZENTRIEREN

Herzensbotschaft: Ich vergebe mir und anderen

Geste: Waagschale

Element: ERDE

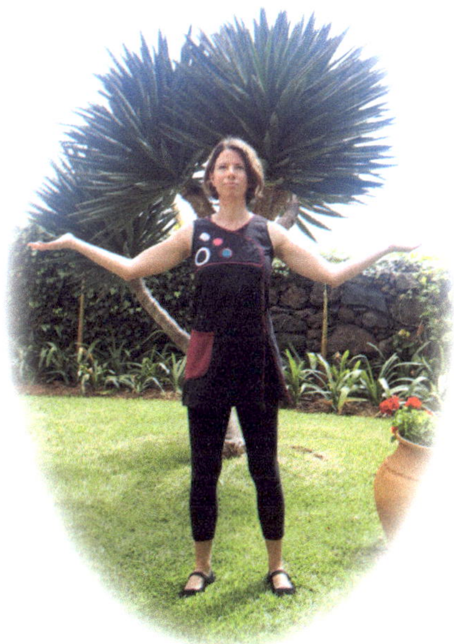

Beschreibung der Übung: Nachdem die Hände wieder auf Hüfthöhe ankommen, drehen sich mit der nächsten Einatmung die Handflächen zum Himmel, die Arme steigen auf der Brustebene seitlich auf. Wir tarieren uns aus, wägen ab mit den Armen: leichtes auf und ab bewegen mit entspannten Schultern. Wir spüren die Dualität/Polarität im Außen, konzentrieren uns in unsere Mitte hinein und lassen alles Schwere durch die Fußsohlen in die Erde abfließen mit der Ausatmung. Wir nehmen den Ausgleich in unseren Handflächen wahr. Nicht nur die Schultern, auch der Nacken sowie der gesamte Brustraum sind entspannt. Mit den Füßen sind wir gut verbunden mit der Erde.

Vorstellung: Spüre in dieser Position die Stürme, die Dich durchschütteln und durchrütteln. Wie ein Baum im Wind bist Du gut verwurzelt. Fest ist Dein Stamm mit den Wurzeln tief in Mutter Erde: tief verankert, gut genährt, kraftvoll. Unsere Äste schwanken im Sturm, sie sind aber biegsam und brechen nicht in diesem Bild. Wie Bambus sind wir flexibel, nicht brüchig.

Die Arme bewegen sich wie zwei Waagschalen: wo liegt Deine Mitte? Kannst Du Dein Gleichgewicht finden? Spürst Du Gewicht in Deinen Händen? Du nimmst die Gegensätze im Leben wahr: Tag/Nacht, hell/dunkel, Mann/Frau usw. Nichts ist besser oder schlechter. Immer wieder zentrierst Du Dich, lässt alles Negative durch die Beine nach unten fließen.

Du kannst Dich Mutter Erde anvertrauen. Aus dem Gefühl der Kraft und der Fülle kannst Du vergeben: alten Herz-Schmerz, alle Herz-Verletzungen und vor allem Dir selbst und den emotionalen Verletzungen, die Du Dir selbst zugefügt hast. Du bist imstande, zu verzeihen – das macht Dich frei. Erinnern wir uns an Jesus und eine offene, segnende Hand-Geste. Du bist gut verbunden mit Vater Himmel – die nach oben zeigenden Handflächen nehmen Himmelsenergie auf. Es ist oft schwer, sich selbst zu verzeihen. Aber denken wir daran: wir agieren immer im Moment und wussten es zu diesem Zeitpunkt nicht besser.

Und wenn Konflikte das Leben vergiften, kannst Du Dich entscheiden, eine neutrale Vermittler-Position einzunehmen.

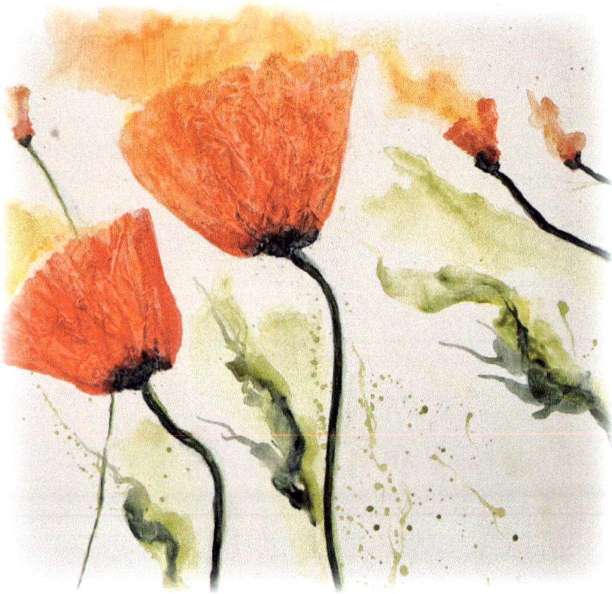

Ich bleibe aufmerksam bei meinem ruhigen Atem und stelle mir beim Einatmen weißes Licht vor. Ich atme weißes Licht ein, strahlend hell und angenehm erfüllt es mich mehr und mehr. Beim Ausatmen stelle ich mir vor, dass das weiße Licht rund um mich zu strahlen beginnt und nach und nach ein weißes Licht-Ei um mich herum bildet. Mit jedem Ausatmen wird mein weißer Lichtkokon heller und strahlender. So stelle ich Balance in mir her und fühle mich wunderbar gestärkt und liebevoll eingehüllt.

SUSANNE SCHEITZ

@Herzensbotschaft:

- Ich bin ausgeglichen und in meiner Mitte.
- Ich fühle mich entspannt, klammere mich nicht an negative Gefühle.
- Ich befreie mich von engem Denken. Ich öffne mich auch anderen Ansichten, halte nicht an meiner eigenen Wahrheit fest.
- Ich schenke mir Freiheit durch Vergebung.
- Ich gehe liebevoll mit mir selbst und mit meinem Umfeld um. Fehler kann ich verzeihen. Ich kann mich somit gut weiterentwickeln und mehr Toleranz und Gelassenheit erfahren.
- Ich bin flexibel und biegsam.
- Ich suche in allem den Ausgleich.
- Ich spüre inneren Frieden.

Innere Haltung: Balance

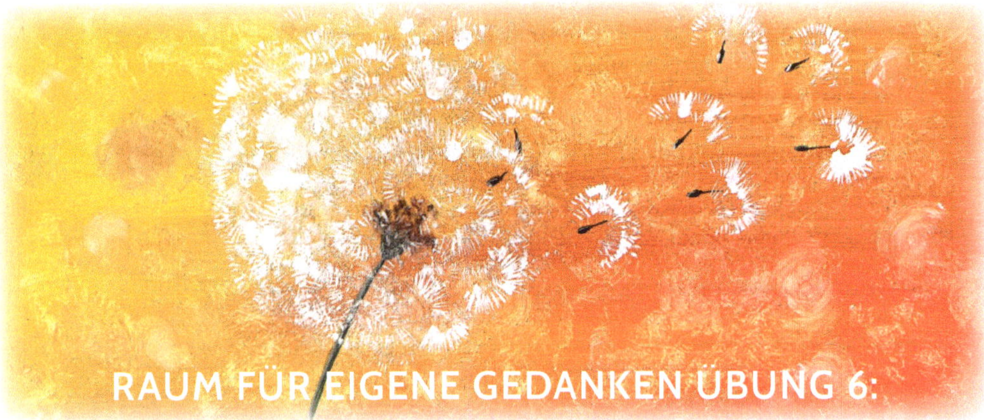

RAUM FÜR EIGENE GEDANKEN ÜBUNG 6:

7. ÜBUNG: ANHALTEN UND LOSLASSEN

Herzensbotschaft: Ich stoppe Gedanken

Geste: Innehalten

Element: ERDE

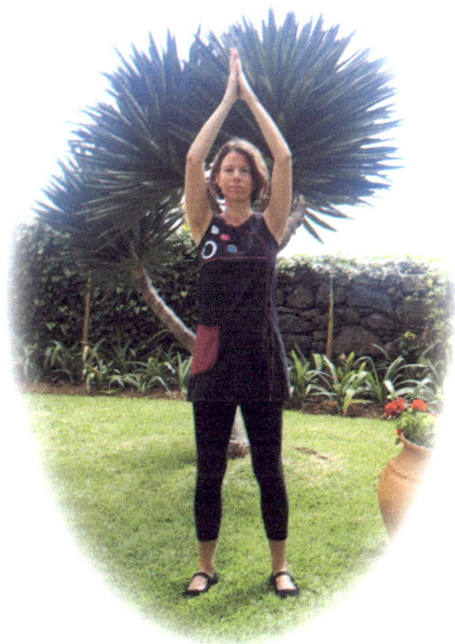

Beschreibung der Übung: Die seitlich ausgebreiteten Arme mit den Handflächen zum Himmel steigen nach oben und die Hände begegnen sich über dem Kopf. Fingerspitzen sind in Verbindung mit dem Himmel und zeigen nach oben. Schultern bleiben entspannt. Blick geradeaus. Während wir die Arme nach oben bewegen, atmen wir ein und beim Innehalten stoppen wir die Atmung und unsere Gedanken. Dann lassen wir bewusst los und atmen aus. Die Hände gleiten die Mittelline vor dem Körper hinunter und gehen auseinander auf Bauchhöhe in die nächste Übung.

Vorstellung: Halte das Gedankenkarussell an, halte inne. Während Du die Atmung bewusst kurz stoppst, bleibst Du entspannt. Die Fingerspitzen sind wie Antennen zum Himmel ausgerichtet – Du genießt die Anbindung nach oben, gehst in Dein Da-Sein – ohne jegliche Gedanken.

Du bewegst Dich aus dem Alltag heraus, aus dem Stress, dem Druck, bist ganz im Hier und im Jetzt, ganz präsent, ganz achtsam Dir selbst gegenüber. Dann entscheidest Du, wann Du nach kurzem Verweilen loslässt: nicht nur den Atem, auch Deine Einstellungen und Glaubenssätze. Löse all die Anspannungen und auch die Enge des Herzens. Die Hände begleiten das Loslassen, indem sie die Mittellinie vor dem Körper hinab gleiten. Wie ein Schwert ziehen die Hände nach unten, entweder schnell - wenn Du einen raschen Schlussstrich setzen möchtest unter Deine alten Glaubenssätze oder langsam ganz sanft: wie ein angenehmer Wasserfall rieseln die Tropfen herab durch Dein Herz nach unten, ins Unbekannte. Du hast Vertrauen in diese Welt, in Dich, ins Leben.

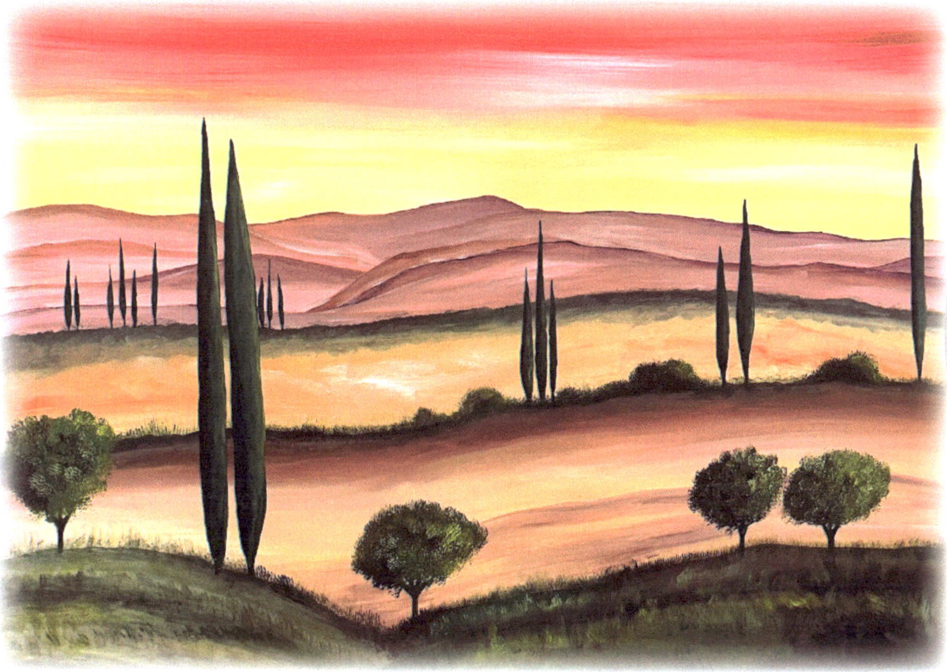

Im Lied des Windes höre ich deine Stimme.
In der Natur erkenne ich deine Schönheit.
Im Blau des Himmels deine Unendlichkeit.
Und in der Wärme der strahlenden Sonne spüre ich die Liebe deines Herzens.

SUSANNE SCHEITZ

@Herzensbotschaft:

- Ich halte inne, stoppe für den Moment das Grübeln, Sorgen, Angst, Unsicherheit, Trauer... alle Emotionen.
- Ich halte das Rad der Gedanken an, dann lasse ich es los.
- Ich entscheide mich bewusst gegen das Denken.
- Ich wende mich liebevoll mir selbst zu.
- Ich gehe in den Raum, wo nichts ist, spüre eine mich sanft durchdringende Leere.
- Einfach nur sein.

Innere Haltung: das Gedankenkarussell anhalten

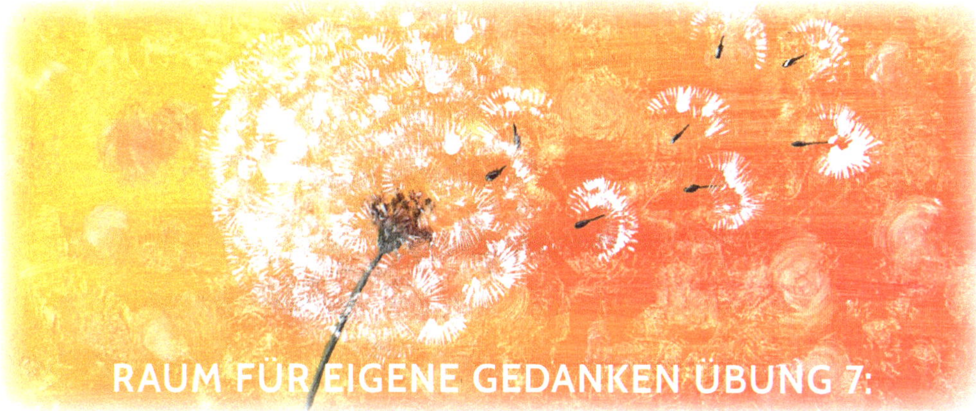

RAUM FÜR EIGENE GEDANKEN ÜBUNG 7:

8. ÜBUNG: DIE WOGEN GLÄTTEN

Herzensbotschaft: Ich bleibe geduldig

Geste: Wasserpflanze

Element: WASSER

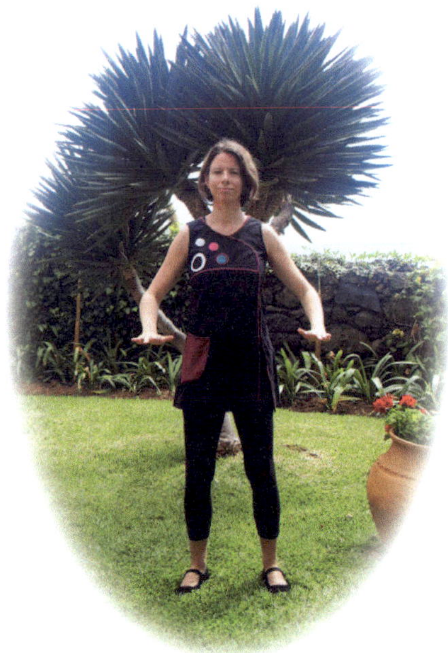

Beschreibung der Übung: Die Hände kommen wieder auf Hüfthöhe an mit den Handflächen nach unten. Wir malen 3 horizontale Kreise in der Luft von außen nach innen immer in Kontakt mit der Erde. Der Körper bewegt sich gegengleich mit. Mit der Einatmung kreisen die Hände nach vorn, mit der Ausatmung nach hinten.

Vorstellung: Mit den nach innen kreisenden Bewegungen der Hände hältst Du die Emotionen unten, sodass sie Dir nicht in den Kopf steigen und für Unruhe sorgen. Du rührst sie in die Ur-Suppe ein. Hier werden die Emotionen transformiert. Die Wellen des Lebens können ganz schön hochschlagen. Stürmische Wogen glättest Du symbolisch mit Deinen eigenen Händen – auf Hüfthöhe, auf Ebene des Körpers, dem Tor zur Erde. Die Handflächen sind nach unten gerichtet, bleiben in Erd-Kontakt. Wir sind im Wasser-Element gelandet: wie eine Wasserpflanze bewegen wir uns nach vor und zurück, schwingen sanft mit dem Becken, während die Hände kreisende Bewegungen ausführen. Dem Wasser-Element sind unsere Gefühle zugeordnet. In Zeiten wie diesen können Emotionen hochschwappen wie auf hoher See. Das Herz braucht immer wieder Ruhe und Frieden, um sich zu entspannen, damit wir nicht in Dysbalance kommen.

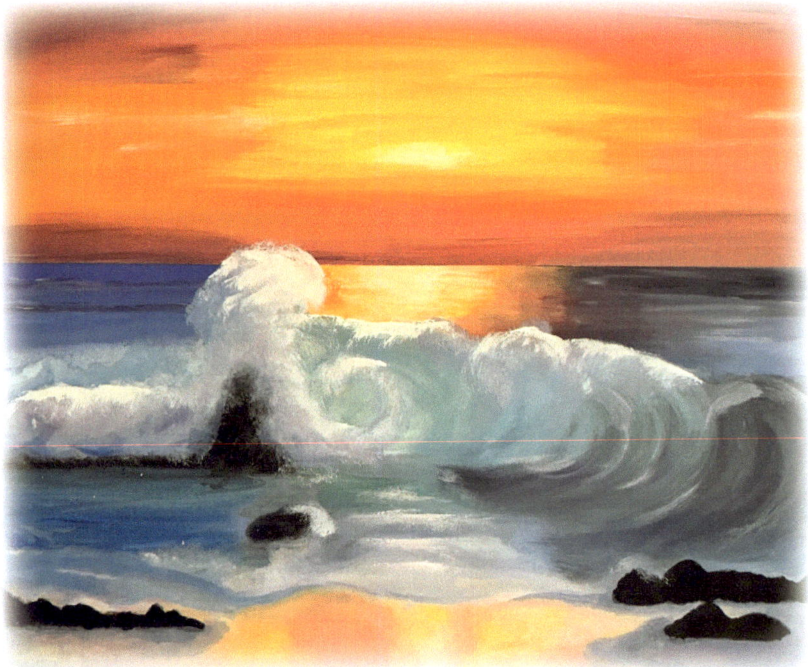

Jeder Gedanke und jedes Gefühl, ob bewusst oder unbewusst geschaffen, versetzen uns in Schwingungen, die unseren Körper und unser Leben beeinflussen. Nichts anderes will uns das Leben aufzeigen, als, dass es an der Zeit ist, unsere Handlungen, Sichtweisen und Gedankengänge zu überdenken und wenn nötig, zu ändern.

SUSANNE SCHEITZ

@Herzensbotschaft:

- Ich bringe Ruhe in meinen Alltag.
- Ich selbst, ganz bewusst, bestimme meine Emotionen.
- Ich vertraue auf einen für mich guten Ausgang im Leben.
- Ich bleibe geschmeidig und beweglich.
- Ich bin flexibel.
- Ich kann mich gut entscheiden.
- Ich bewege mich im Fluss des Lebens.
- Ich genieße ein stressfreies Leben.
- Ich habe Geduld, kann warten und vertraue dem Leben.

Innere Haltung: flexibel und geduldig sein

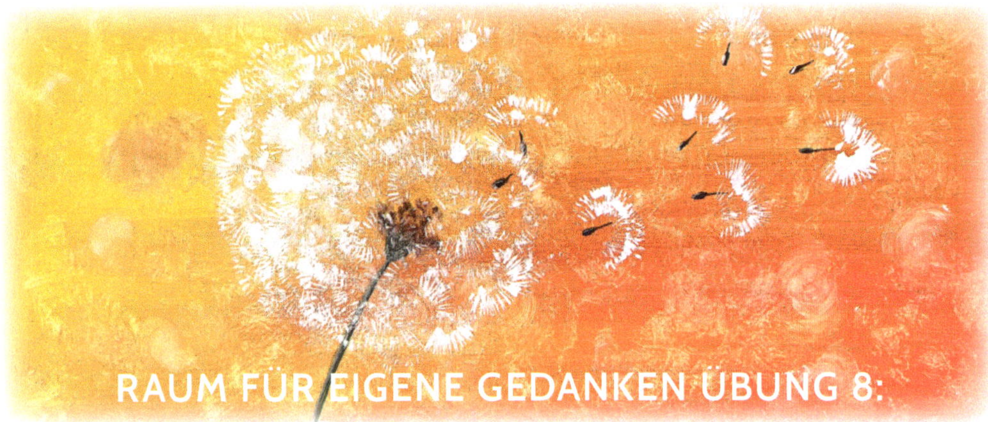

RAUM FÜR EIGENE GEDANKEN ÜBUNG 8:

9. ÜBUNG: SCHWIMMEN UND SICH TRAGEN LASSEN

Herzensbotschaft: Ich vertraue (mir und dem Leben)

Geste: schwimmen

Element: WASSER

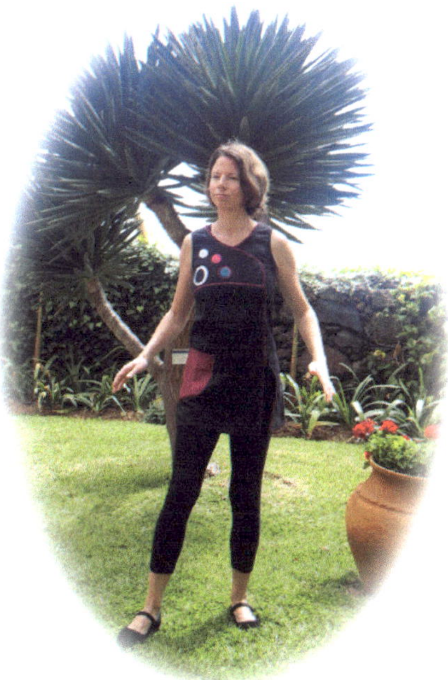
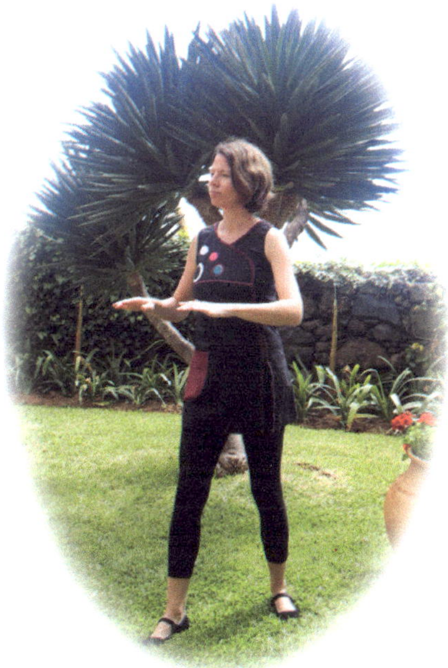
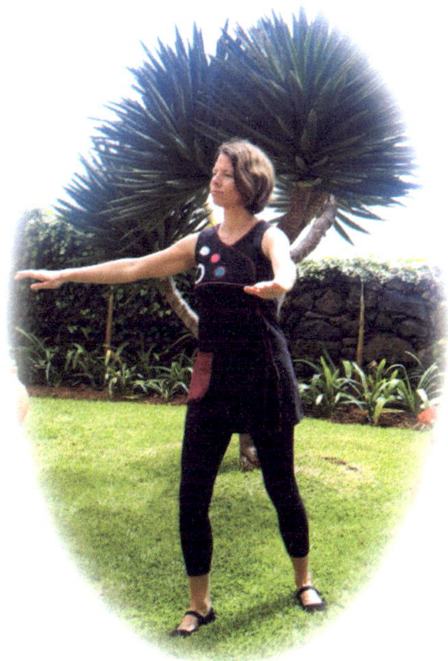

Beschreibung der Übung: Die Hände ziehen mit der Einatmung auf Brustebene hoch mit den Handflächen immer zur Erde zeigend. Gewicht geht auf den rechten Fuß, wir wenden uns nach links in einen ca. 45 Grad Winkel in die Diagonale. Mit Gewichtverlagerung nach vorne gleiten wir ausatmend nach vorne wie beim Brustschwimmen. Wir öffnen die Arme zur Seite, ziehen sie einatmend zurück und stoßen erneut mit der Ausatmung nach vorne. Fußsohlen verlieren nie den Bodenkontakt. Wir öffnen ganz weit unseren Atemraum mit entspannten Schultern, atmen durch unser Herz aus nach vorne. 3x nach links, dann über die Mitte kommend 3x nach rechts.

Vorstellung: Weit öffnest Du Deinen Brustraum mit frischem Atem und legst Dich vertrauensvoll auf Dein Herzfeld. Du weißt, Du kannst nicht untergehen. Das Herzfeld, das Wasser, das Leben trägt Dich. Du schiebst Dir den Weg frei, befreist Dein Herz von Enge und Druck. Du verlagerst das Gewicht Deines Körpers vor und zurück – hinein ins Leben und wieder zu Dir in Dein Inneres zurück. Ein Pendeln, ein Schwingen, ein Vorstoßen und ein Zurücknehmen – diese Bewegung kennt das Herz. Es pulsiert, es dehnt sich aus, es kommt wieder ins Zentrum zurück. Auch im Leben sollte es so sein: wir gehen nach draußen in die Welt, wir erledigen unsere Aufgaben, umgeben uns mit unseren Mitmenschen. Aber wir dürfen nicht vergessen, wie wichtig es ist, sich wieder zurück zu nehmen, sich selbst wichtig zu nehmen, für Ruhepausen zu sorgen, ganz in die Regeneration zu gehen!

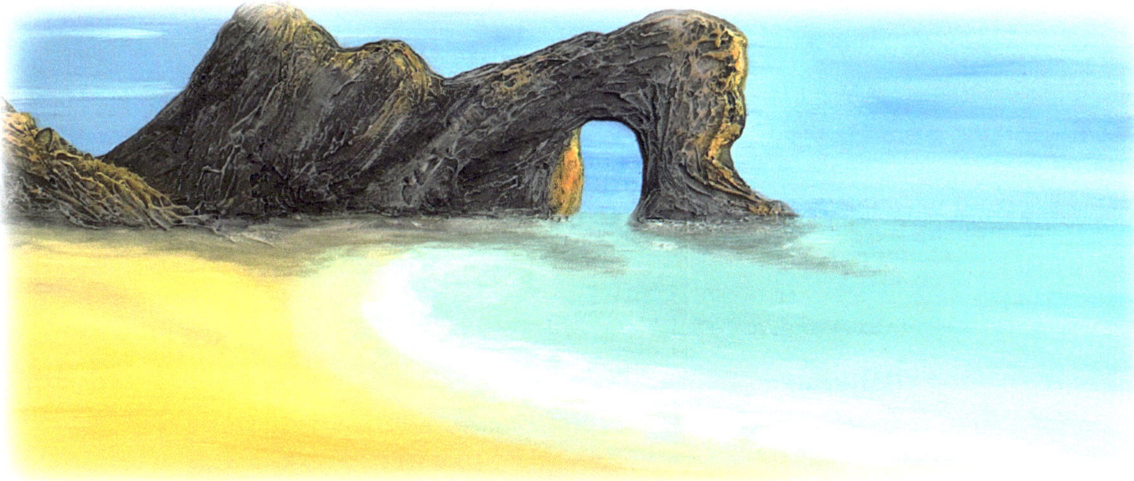

ICH BIN!
Und ich bin gerne, freudig, voll Liebe, Vertrauen und Zuversicht.
Ruhig und geduldig. Bereit, in den stillen See zu blicken, um mein eigenes Spiegelbild zu erkennen.
Voll Verständnis. Wissend. Fühlend.
Voll Liebe.
Dieser Weg führt mich zu meinem Herzen.

SUSANNE SCHEITZ

@Herzensbotschaft:

- Ich schwimme auf der Welle mit, lasse mich sanft tragen.
- Ich öffne mich vertrauensvoll nach allen Seiten.
- Ich vertraue mir selbst, meinen Fähigkeiten, Talenten und auch meinen Gefühlen.
- Ich lausche, was mir meine innere Stimme sagen möchte und vertraue meiner Intuition.
- Ich behandle mich sanft, gehe liebevoll mit mir selbst um.
- Ich fühle mich geborgen und behütet.
- Ich bin mir meiner Selbstheilungskräfte bewusst.
- Vertrauensvoll gebe ich mich der jeweiligen Situation hin. Ich fühle mich sicher und getragen auf meinem Herzfeld.

Innere Haltung: Ur-Vertrauen

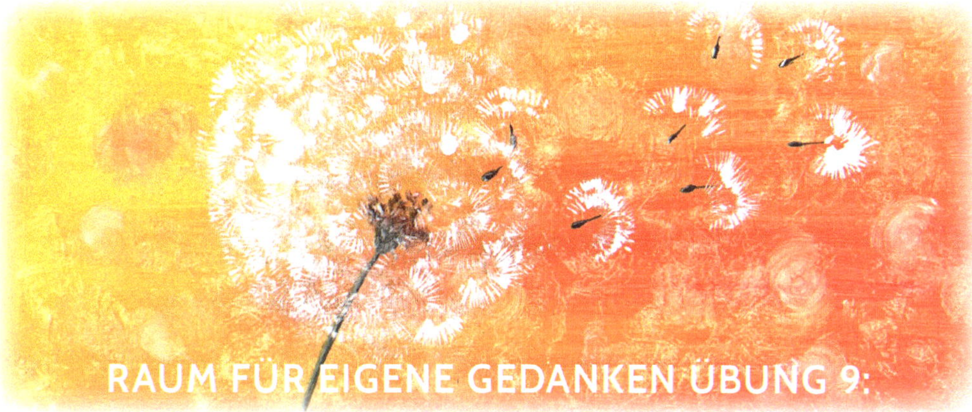

RAUM FÜR EIGENE GEDANKEN ÜBUNG 9:

10. ÜBUNG: IM PULS BEWEGEN

Herzensbotschaft: Ich atme tief und bewusst

Geste: schöpfen und verteilen, empfangen und abgeben

Element: WASSER

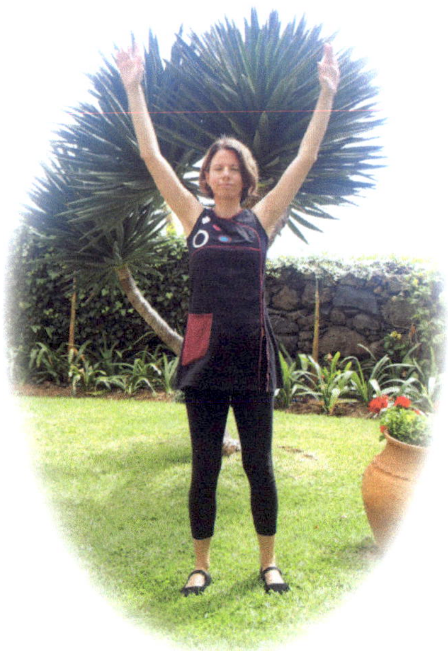

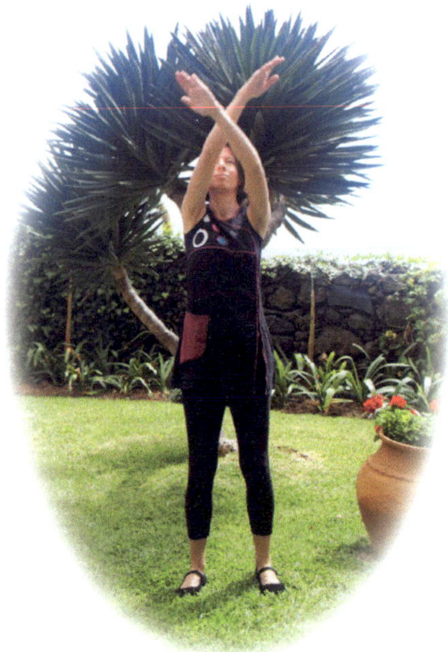

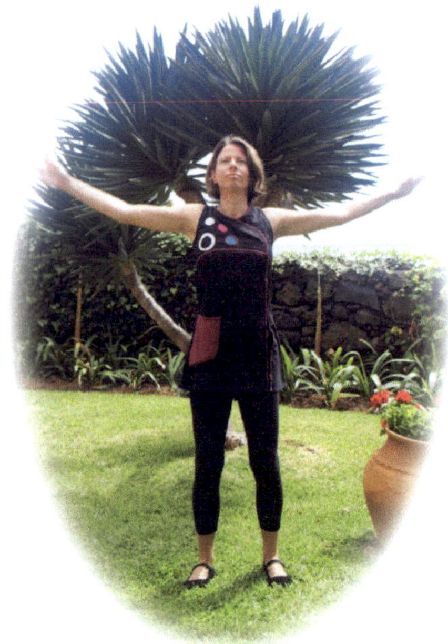

Beschreibung der Übung: Wenn wir aus der 9. Übung wieder zur Mitte zurückkommen, drehen wir die Handflächen nach oben, kreuzen die Handgelenke und beschreiben mit der Einatmung 3 Kreise von innen nach außen, von unten nach oben: Arme steigen hinauf, mit den Händen malen wir einen großen Kreis vor unserem Körper, drehen unsere Handflächen nach außen, spiralisieren von innen nach außen. Mit der Ausatmung senken wir die Hände ab und beginnen mit einem neuen Zyklus. Ganz weit öffnen wir unseren Brustraum und schaffen uns Raum. Der Fokus liegt auf der Ausatmung, mit der wir Belastungen, Anspannungen und Schmerzen aller Art (körperlich, geistig, seelisch) abgeben.

Vorstellung: Du kommst zur Mitte zurück, schöpfst Kraft aus der Erde, öffnest Dich dem Himmel. Du drehst das Rad des Lebens. Du verteilst die Energie, durchbrichst Energie-Blockaden, löst sie ganz auf. Du machst Dir Platz – Platz für Dein Da-Sein, Deine Gefühle, Dein Leben. Ganz vertrauensvoll tauchst Du in Deinen Atem ein und bekommst somit Kontakt zu Deinen Emotionen. Du atmest ganz tief ein und aus: kannst somit den Atem steuern und mehr Sauerstoff, mehr Energie in den Körper pumpen. Das Herz als Zentrum unseres Atemraumes: es ist ganz eingebettet von den Lungenflügeln, wird sanft bewegt und massiert bei jedem Atemvorgang. Du nimmst den großen pulsierenden Kreislauf wahr, bist Teil davon.

Bild Springbrunnen: Du schöpfst Wasser und lässt es spielerisch über Dich fließen – eine richtig angenehme Dusche, die Dich erfrischt und reinigt.

Ein zweites Bild: Wie Konfetti schöpfst Du von unten und lässt den Konfetti-Regen auf Dich herabregnen und verteilst die bunten Punkte um Dich herum. Wie ein kleines Kind kannst Du Dich auf ein Spiel einlassen, fröhlich sein.

@Herzensbotschaft:

- Ich fühle mich lebendig und kraftvoll.
- Ich bin im Puls des Lebens.
- Ich spüre die Energie in mir und um mich herum.
- Ich agiere aus meinem Zentrum heraus.
- Ich bekomme Zugang zu meinen Gefühlen.
- Ich befreie mein Herz von Angst und Druck.
- Ich atme tief und gleichmäßig und löse somit Enge und Ängste.
- Ich dehne mich weit nach allen Seiten aus.

Innere Haltung: Lebendigkeit

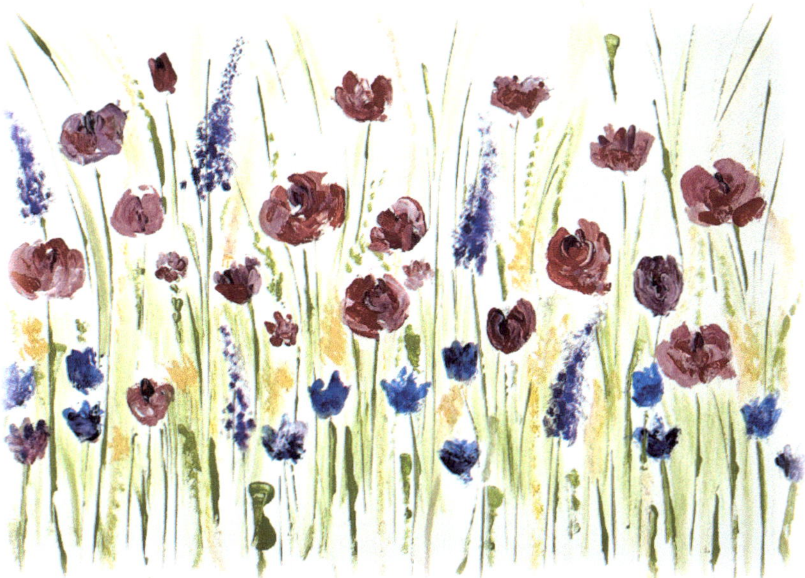

Der Atem fließt von ganz allein - frisch zieht die Luft durch die Nase.
Ich fühle mich in mir zu Hause.
Lächle innerlich. Vor meinem inneren Auge sehe ich bunte Blumen, eine Wiese saftig grün, die Vögel zwitschern.
Ich lege mich ins weiche Gras und schaue in den blauen Himmel.
Ich bin glücklich.

SUSANNE SCHEITZ

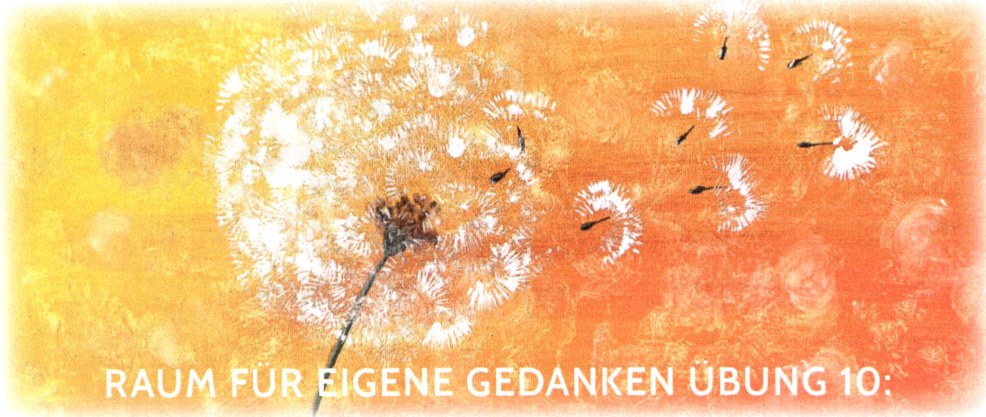

RAUM FÜR EIGENE GEDANKEN ÜBUNG 10:

11. ÜBUNG: ZU SICH STEHEN

Herzensbotschaft: Ich erfülle mir Herzenswünsche

Geste: bereit sein

Element: LUFT

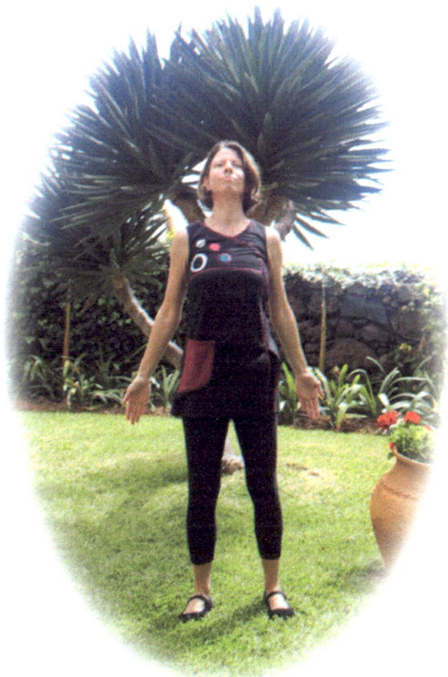

Beschreibung der Übung: Wir starten aus der vorherigen Übung mit den Händen über dem Kopf mit der Einatmung: wir lassen die Arme ausatmend sinken mit den Handflächen nach vorn, senken sie immer weiter ab, bis die Fingerspitzen zur Erde zeigen. Wir stehen wieder fest verwurzelt: an der Rückseite fest, vorne offen – das Herz darf sich öffnen und der Brustkorb ausdehnen. Der Rücken ist gerade, die Schultern bleiben entspannt, Steißbein zeigt wie ein Lot nach unten.

Vorstellung: Du stellst Dich in die Fülle Deines Herzens, bist ganz zentriert, ganz präsent im Hier und Jetzt. Deine Handflächen zeigen ausgebreitet nach vorne: Du hast nichts zu verbergen, zeigst Dich offen und bereit für das Leben. Wie eine Sonne scheinst Du und breitest Deine Strahlen nach allen Seiten aus. Du stellst Dich in das Licht Deiner eigenen Sonne.
Die Fingerspitzen weisen in Richtung Erde: wir sind angedockt an die Erd-Energie. Unsere Finger sind wie Antennen, über die die Kraft der Erde hochsteigen kann. Du stehst zu Dir mit all Deinen Sonnen- und Schattenseiten. Du trittst für Dich ein, für Deinen Standpunkt, Deine Meinung. Du bist ganz im Leben angekommen. Du offenbarst Deine Herzenswünsche: Wonach sehnst Du Dich? Was brauchst Du wirklich im Leben? Welche Wünsche liegen Dir am Herzen?

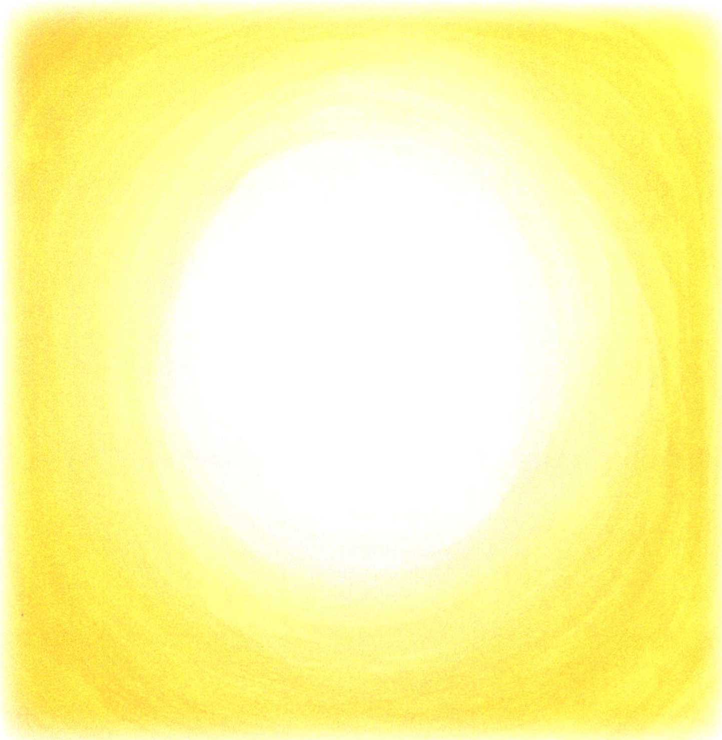

Bewusst setze ich einen Schritt nach dem anderen.
Voll Kraft gehe ich meinen Weg!

SUSANNE SCHEITZ

@Herzensbotschaft:

- Ich nehme mich so an, wie ich bin.
- Ich verstelle mich nicht, ich bin authentisch.
- Ich stehe zu meiner Meinung.
- Ich akzeptiere mich voll und ganz.
- Ich leuchte, ich strahle.
- Ich bin in mir selbst angekommen.
- Ich bin gut verwurzelt.
- Ich bin offen für Neues.
- Ich erfülle mir Wünsche, die aus meinem Herzen kommen

Innere Haltung: Selbstbewusstsein, Ehrlichkeit

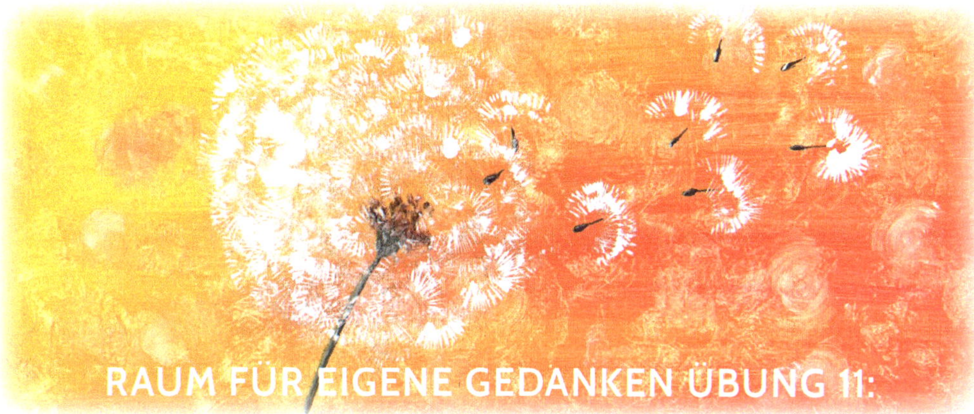

RAUM FÜR EIGENE GEDANKEN ÜBUNG 11:

12. ÜBUNG: JETZT

Herzensbotschaft: Ich schenke mir ein inneres Lächeln

Geste: Sammlung in der Freude

Element: LUFT

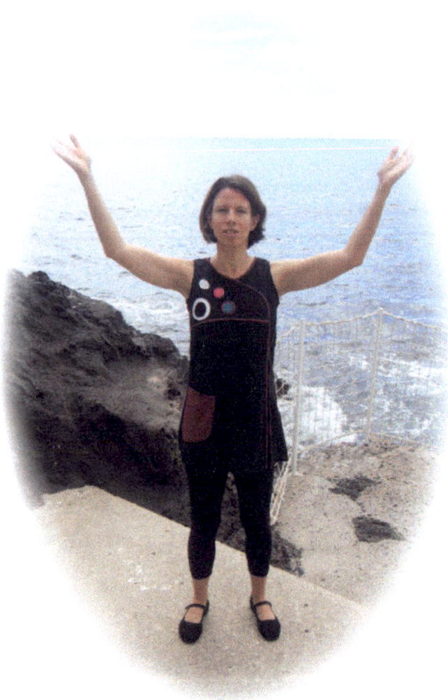

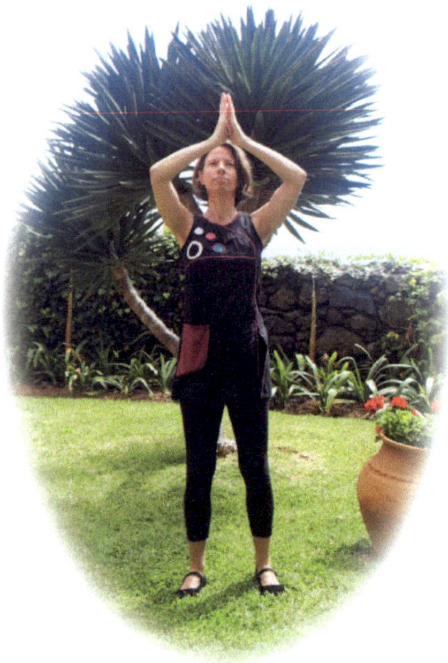

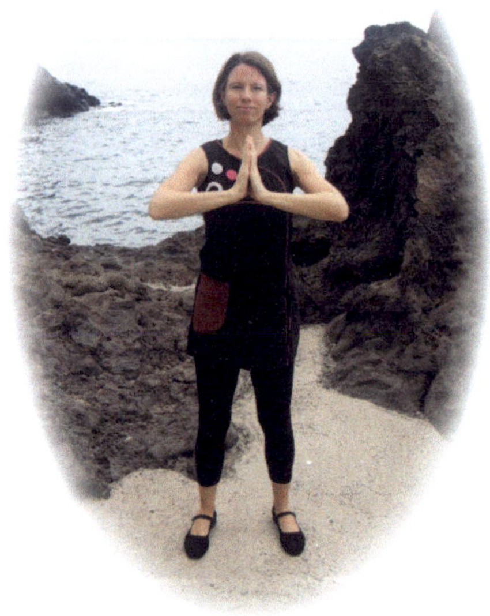

Beschreibung der Übung: Langsam steigen die Arme wieder einatmend mit den Handflächen zum Himmel. Über dem Kopf gehen die Hände zusammen. Wir docken uns an die Energie des Himmels an – wie eine Antenne halten wir die Fingerspitzen nach oben. Blick bleibt jedoch gerade. Wir ziehen sacht die Hände die Mittellinie entlang vor dem Körper mit der Ausatmung hinunter und entspannen uns: wir können beim Tor zum Himmel an der Stirn kurz verweilen, dann zum Tor zum Herzen und schließlich zum Tor zur Erde, wo wir die Hände wieder lösen.

Vorstellung: Du sammelst Energie wieder ein, von beiden Seiten, von oben nach unten durch alle 3 Zentren hindurch. Ganz bewusst genießt Du den JETZT Moment, ein kurzes Jetzt, dann ist der Augenblick wieder vergangen.

Es kommt immer auf den Moment an, der macht Dich lebendig. Da kannst Du entweder aktiv sein, was verändern oder passiv, innehalten. Du lebst weder in der Vergangenheit noch in der Zukunft. Du gibst Dich nicht der Trauer hin für das, was gewesen und nun vorbei ist, machst Dir aber auch keine Sorgen um das, was noch kommen mag.

Du putzt Deinen Körper durch mit frischer Energie und einem Lächeln: alle Zentren werden gereinigt und gestärkt, gut durchlüftet (Luft Element), der ganze Organismus wird durchströmt von liebevoller und lichtvoller Energie. Das Gesicht entspannt sich, der Brustkorb darf sich weiten, der Bauch wird locker.

Du bist im Einklang mit Deinen Gefühlen, Du bist im Fluss des Lebens. Du empfindest inneren Frieden und inneres Gleichgewicht.

Aus dieser ruhigen Haltung schenkst Du Dir ein inneres Lächeln, eine liebevolle Aufmerksamkeit Dir selbst gegenüber. Aus einem inneren Lächeln kann ein äußeres werden: das Strahlen geht von innen nach außen, von oben nach unten und weit in die Welt hinaus.

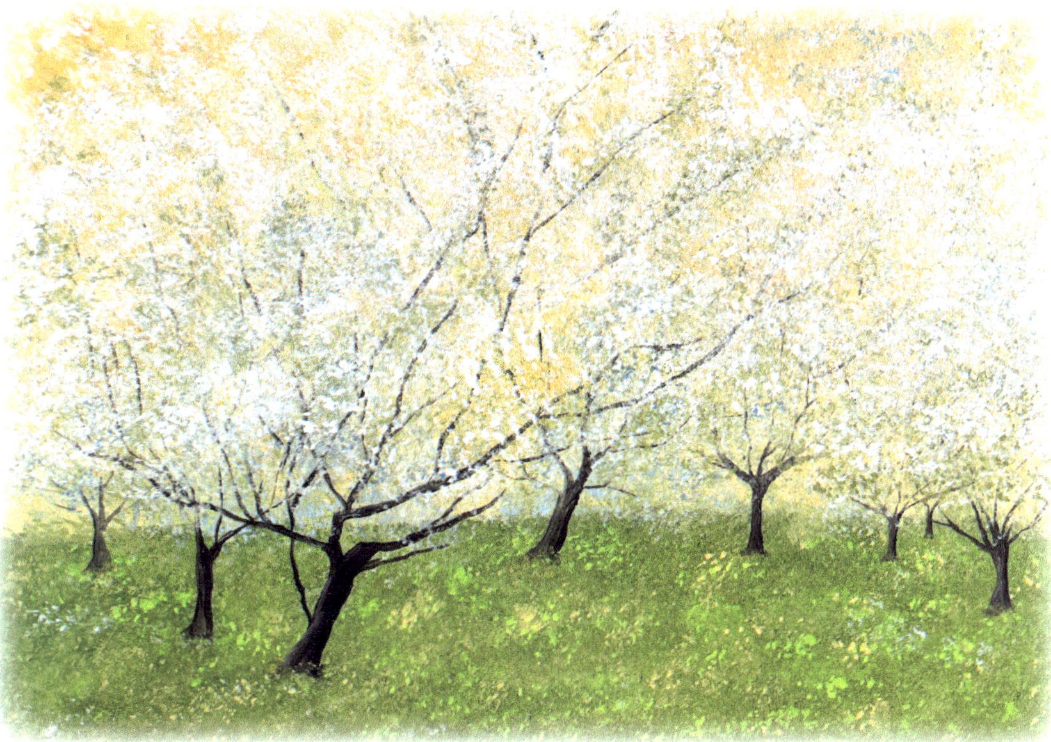

Im Herzen so zart, sich Freude und Liebe offenbart.
Verbunden sind wir miteinander, Hand in Hand - lache mein Herz, lache!

SUSANNE SCHEITZ

@Herzensbotschaft:

- Ich bin achtsam, öffne mich dem Augenblick.
- Ich schenke mir Liebe, Freude und Leichtigkeit.
- Ich bleibe gelassen und im Fluss des Lebens.
- Ich bin im Hier und Jetzt, ganz bewusst, ganz präsent.
- Ich schaue auf mich, sorge gut für mich.
- Ich bin zufrieden.
- Ich liebe mich.
- Ich stärke mein Wesen ganzheitlich mit neuer Energie, die ich dann schlussendlich im Tor zur Erde in mir speichere.

Innere Haltung: Selbstfürsorge

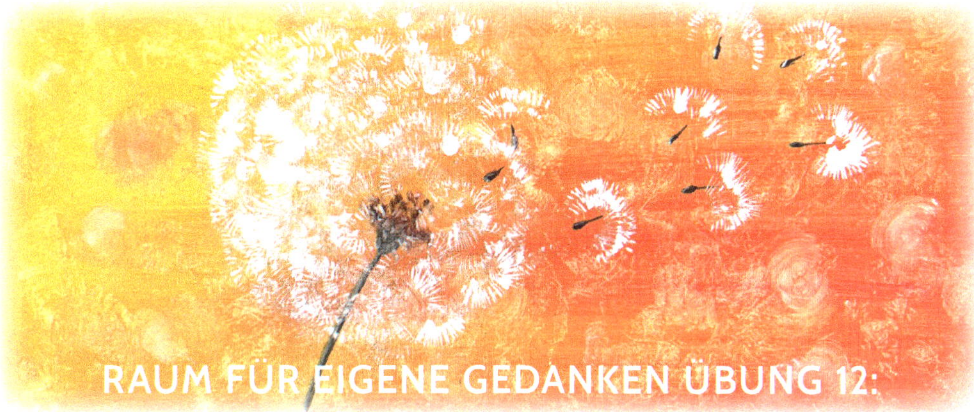

RAUM FÜR EIGENE GEDANKEN ÜBUNG 12:

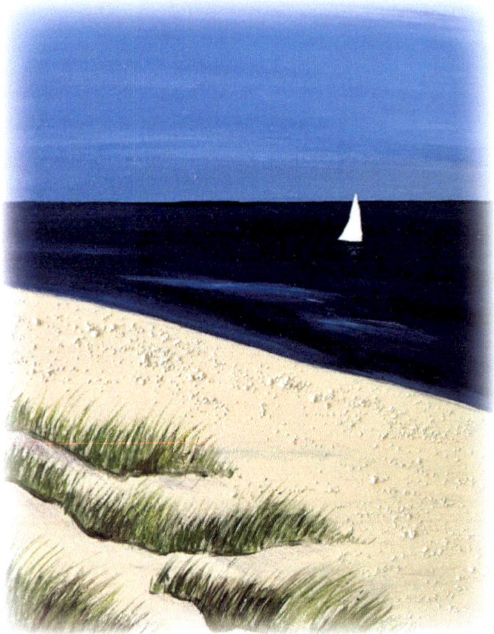

Ich bin dankbar, Iris' Herzberührung mit meinen Acrylbildern und Texten begleiten zu dürfen.
Mögen sie Liebe und Freude in allen Herzen spürbar machen.
Auf dass wir voll Mut und Vertrauen die Segel setzen, um in die Welt zu gehen,
die Natur bewundernd, getragen von Frieden und Liebe.
Leben aus vollem Herzen!

SUSANNE SCHEITZ

BEENDUNG DER ÜBUNGSFORM:

Vom Tor zur Erde geht es noch einmal einatmend zum **Tor zum Himmel:**

Öffne Deine Arme, Deine Handflächen nach oben. Du stellst Dir vor, was vom Himmel auf Dich niederströmt: Licht, Liebe, Freude, Vertrauen, Mut, was immer Du Dir wünscht, was Du Dir ersehnst, was Deine Herzenswünsche sind. Du bist offen für die Geschenke des Himmels.

Mit der nächsten Ausatmung legst Du die Hände wieder auf das **Tor zum Herzen**, rechte Hand liegt auf dem Brustbein, linke darüber. Die Handherzen sind übereinander, Schultern bleiben entspannt. Du spürst in Dein Herznest hinein, nimmst wahr, wie sich das Licht, die Liebe, die Freude usw. verteilt. Du spürst die enorme Kraft Deines Herzens, der Ort der Wandlung, der Transformation aller Emotionen. Ein paar Atemzüge verweilen.

Dann streifst Du einatmend mit Deinen Händen auf die Rückseite zu Deinen **Nieren** und atmest in die Niere aus: das ausgleichende Organ zum Feuerelement Herz. Du nimmst Dir Zeit für Dich, Zeit für Regeneration, Zeit zum Erholen. Tankst wieder Kraft auf. Spürst die Energie der Ahnen, Deiner Vorfahren – alle Anlagen sind in den Nieren gespeichert.

Schlussendlich fährst Du wieder den Körper entlang mit der Einatmung nach vor zum **Tor zur Erde:** linke Hand ist unten, rechte darüber. Atmest aus. Spürst noch ein paar Atemzüge nach. Lässt die

Reise durch die 4 Elemente und 12 Übungen Revue passieren. Du kommst wieder ganz auf der Erde an.

Zum Abschluss kannst Du noch die Hände warm reiben, Gesicht waschen, über den Körper streichen: Vorder-/Rückseite und auch seitlich die Körpergrenzen wahrnehmen.

Dann stellst Du den linken Fuß zum rechten, gehst in den **Leerstand** zurück, in die Einheit. Von außen geht es wieder zurück nach innen.

Mit der **Herz-Haltung** verbeugst Du Dich vor Dir selbst, vor den anderen, vor der Welt! Lass ein Gefühl der Dankbarkeit und Liebe aufsteigen.
Verbinde Dich zum Abschluss noch einmal mit Deinem Herzen.
Und nach Deinem eigenen Rhythmus steigst Du aus der Übungsform aus.

Du bist wieder bereit für Deinen Alltag, für Dein Leben, in neuer Frische, in neuer Lebendigkeit und Leichtigkeit!

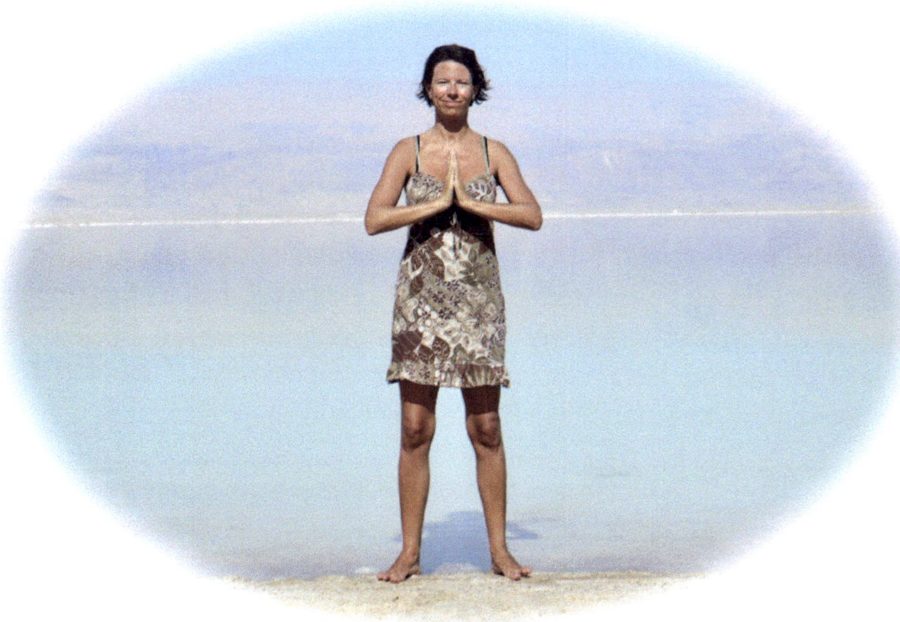

4 ELEMENTE IM HERZKREIS

Im HerzKreis wandern wir durch 4 Elemente: LUFT – FEUER – ERDE – WASSER und wieder LUFT. Jedem Element ist eine bestimmte Qualität zugeordnet sowie bestimmte Eigenschaften. Wir können uns in die Benennungen des HerzKreises hinein fühlen und mit unserem Herzen verbinden. Wir starten in der Übungsform mit dem **LUFT** Element: betrachten unsere Probleme aus einer höheren Perspektive.

Dann tauchen wir bei den nächsten 3 Übungen in das Element **FEUER** ein: wir holen die Fülle aus der Erde in unser Herz, lassen sie aber nicht nur in uns, sondern teilen diese Kraft mit unseren Mitmenschen, wir öffnen uns und unser Herz. Wir nehmen unser Leben und Schicksal demütig an, lassen die Energie durch unser Herz nach unten fließen. Und nehmen all unsere Gefühle in unser energetisches Zentrum, verweilen kurz für einen Moment, spüren nach.

Wir kommen an im Element **ERDE** bei den nächsten 3 Übungen: wir hüten unseren Raum, sorgen gut für uns. Wir gleichen aus und zentrieren uns selbst wieder, lassen alles Schwere abfließen über unsere Fußsohlen. Ein kurzes Inne-Halten bringt uns dazu, negative Gedanken zu stoppen und uns nur dem Da-Sein Mensch hinzugeben.

Element **WASSER** übernimmt wieder die nächsten 3 Übungen: wir glätten die Wogen, wir dirigieren aufsteigende Emotionen mit unseren Händen nach unten ab. Und können uns dann getrost auf unser gereinigtes Herzfeld legen: schwimmen und sich tragen lassen, bevor wir wieder in die Mitte zurückkommen. Noch einmal Lebendigkeit, Freude, Ausdehnung spüren sowie tief und bewusst atmen.

Der Kreis schließt sich: die 2 letzten Übungen sind wieder dem **LUFT** Element zugeordnet. Wir sind bei uns selbst angekommen nach dieser Transformationsreise. Wir brauchen nichts mehr tun: nur mehr leuchten und funkeln wie die Sonne und die Energie durch unsere 3 Tore, unsere Zentren führen. Im unteren Tor sammeln wir diese wertvolle Essenz.

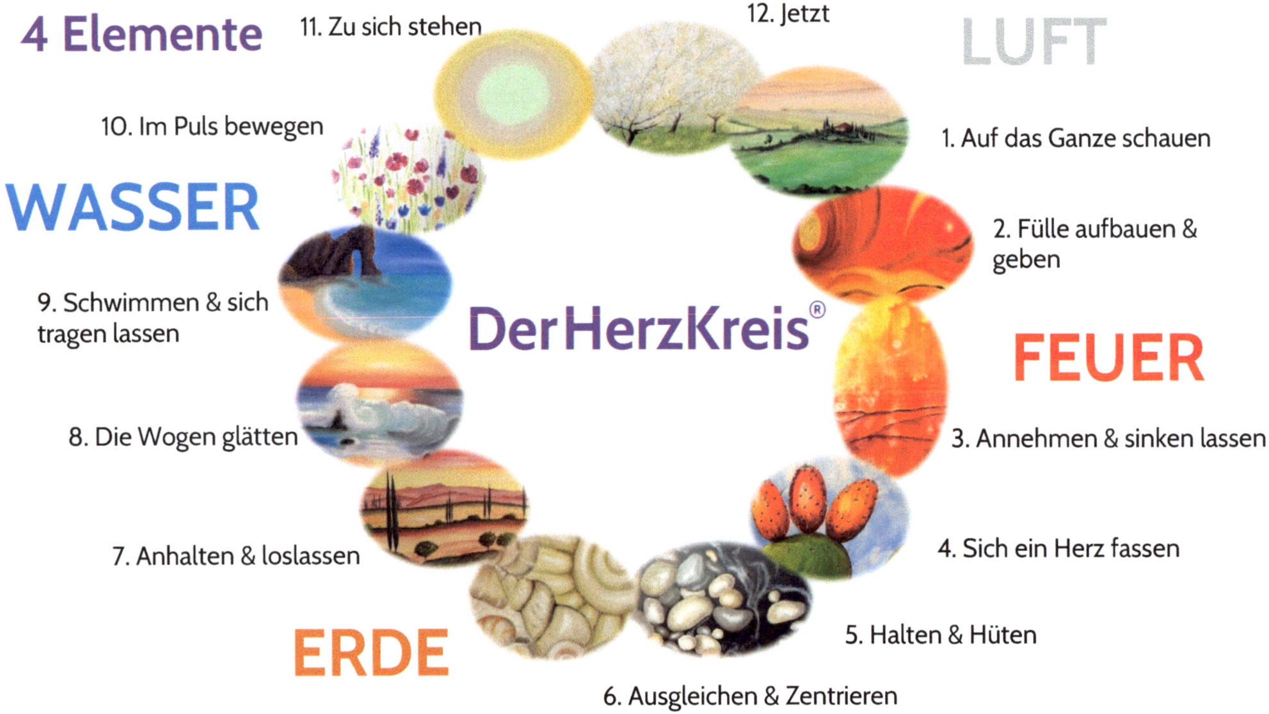
4 Elemente
11. Zu sich stehen
12. Jetzt
LUFT
10. Im Puls bewegen
1. Auf das Ganze schauen
WASSER
2. Fülle aufbauen & geben
9. Schwimmen & sich tragen lassen
DerHerzKreis®
FEUER
8. Die Wogen glätten
3. Annehmen & sinken lassen
7. Anhalten & loslassen
4. Sich ein Herz fassen
5. Halten & Hüten
ERDE
6. Ausgleichen & Zentrieren

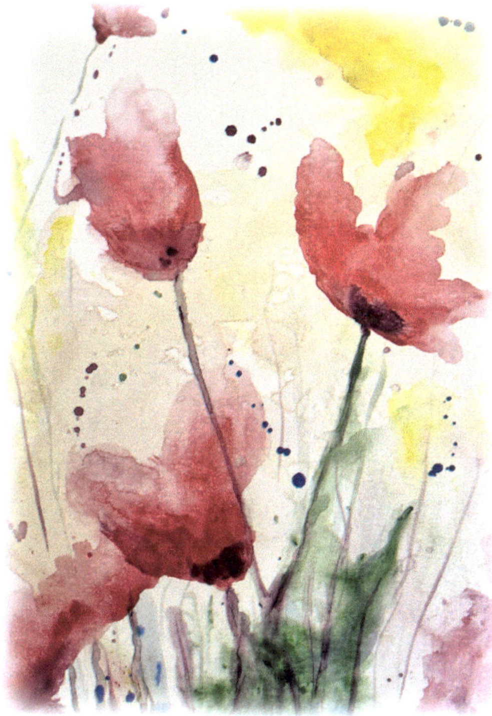

Erdig warm, luftig leicht.
Fließend wie das Wasser. Feurige Kraft.
Alles ist in mir und um mich herum. Manchmal laut - manchmal stumm.

SUSANNE SCHEITZ

ABSCHLIESSENDE WORTE UND DANK

Ich möchte mich bei allen bedanken, die mir die Erfahrung des HerzKreises erst möglich gemacht haben: einem der beiden Erfinder des HerzKreises Dr. Michael Schmidt, den Ausbildern Henry Just, Marianne van Kempen, meiner TaoWoman® Frauen QiGong Lehrerin Edith Amann, meiner HerzKreis Kollegin Ella Pinchasowa, mit der ich die ersten Jahre gemeinsam unterrichtet habe. Und ein großes Danke an alle meine Kursteilnehmer, die gemeinsam mit mir auf dem Herzfeld schwingen.

Ich bedanke mich bei meiner Freundin Susanne Scheitz für diese wundervollen Illustrationen und Stimmungsgedichte! Und liebe Manuela Fuchs: vielen Dank für Deine textliche Unterstützung und Formulierungshilfe! Sowie ein grosses Dankeschön an Uwe Oestreich von der Quan Dao Akademie für Deine Korrekturen und Verbesserungsvorschläge.

In Gedenken auch an meine viel zu früh verstorbene HerzKreis Kollegin Elfriede Hoi.

Ich möchte schließen mit einem für mich neuen Lied, das aber ganz vertraut in mir klingt: „Ich mach mein Herz auf“. Eine kleine Botschaft für Dich und für die ganze Welt!

Ich mach mein Herz auf und schenk mich in die Welt,
geh mit der Angst, vertrau der Liebe, die mich hält,
Sie ist die Tür,
von dir zu mir,
von Mensch zu Mensch.

SUSANNE MÖSSINGER

www.sovielhimmel.de
Text und Noten unter: http://www.sovielhimmel.de/#Mach-dein-Herz-auf

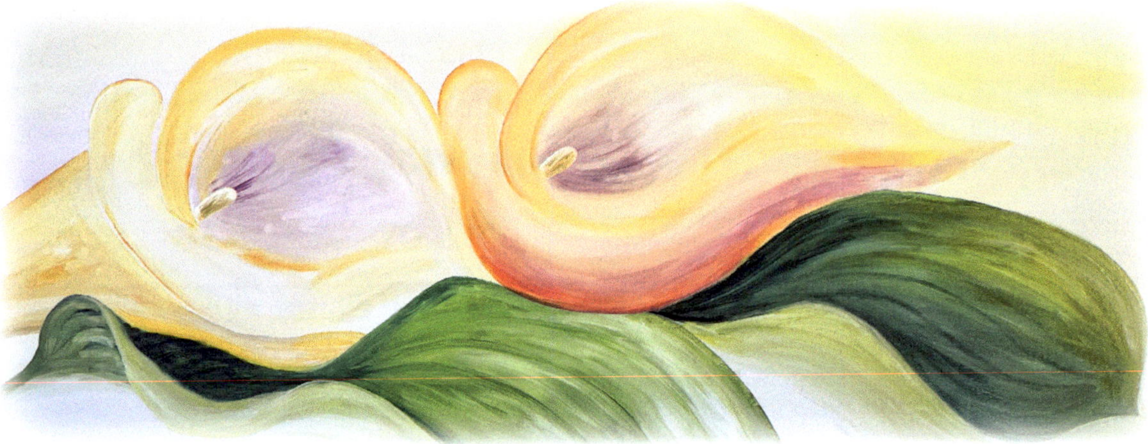

Oft genügt eine kleine Frage:
Welcher Gedanke ist jetzt in diesem Augenblick nötig, damit ich in einen harmonischen Zustand gelange? Ich fühle nach.
Wie könnte ich dieses Erlebnis noch betrachten?
Welche Schritte sind notwendig, um mein Lebensziel zu erreichen?

SUSANNE SCHEITZ

Wer tiefer in den HerzKreis eintauchen möchte: das Buch „Der HerzKreis" geschrieben von Dr. med. Michael D.F. Schmidt und Dr. med. Alvis G. Gaußmann bietet u.a. eine medizinische, psychologische und anthropologische Sicht auf das Herz, Erfahrungsbericht eines Herzbetroffenen, HerzCheck für das eigene Herz sowie eine detaillierte Präsentation der einzelnen HerzKreis Übungen.

Bezug über die Quan Dao Akademie:
www.quandao-akademie.de
www.derherzkreis.de/order

Informationen zu Kursen und zur Ausbildung zum / zur HerzKreis-Trainer*in im deutschsprachigen Raum:
www.derherzkreis.de oder
www.quandao-akademie.de

Für meine Kurse und Workshops:
www.isybalance.at/termine

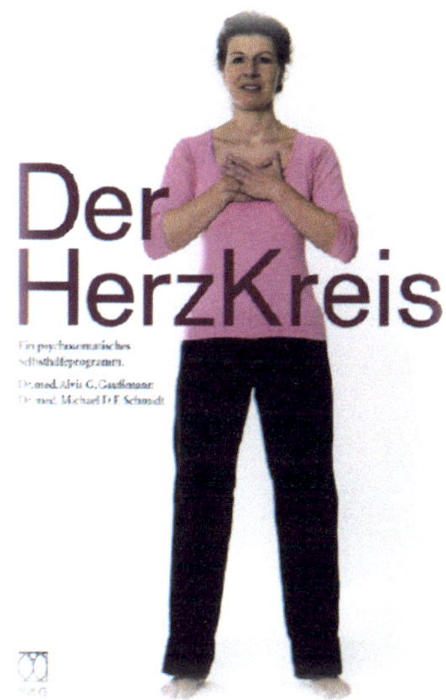

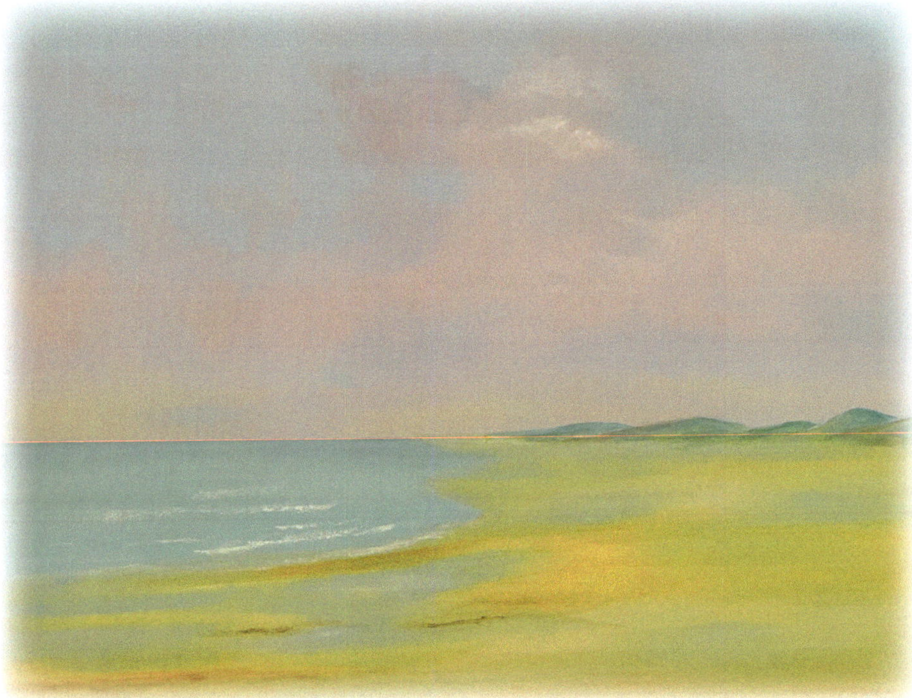

Beobachten, reflektieren und erkennen sind die Schlüssel zur Veränderung.
Immer leichter gelingt es uns, unser Leben bewusst selbst zu gestalten.
So gehen wir Schritt für Schritt in ein Leben, das wir gerne leben wollen.

SUSANNE SCHEITZ

EIN KLEINES MODERNES MÄRCHEN

VEREINT BEIM LAGERFEUER

Alle sind versammelt beim Lagerfeuer: die Unruhe, die sich zeigt als Rumpelstilzchen, die Langsamkeit mit ihrer Gemütlichkeit und Gelassenheit, die Herzensfreude mit ihrer Begeisterung und ihrem strahlenden Licht. Nur die Angst sitzt abseits, traut sich noch nicht in den Kreis hinein.

Die Unruhe hüpft wild herum, ganz aufgedreht und aufgelöst. Die Langsamkeit sitzt nur da und schaut ruhig ins Feuer. Sie hat es sich richtig gemütlich gemacht, ist ganz entspannt und genießt einfach die Zeit des Stillsitzens. Die Unruhe dreht sich weg von der Langsamkeit, will mit ihr nichts zu tun haben, nur ab und zu geht wie magisch angezogen ein Blick zu ihr hinüber.
Die Langsamkeit schaut immer wieder aufmunternd und liebevoll die Unruhe an, lädt sie ein, innezuhalten, einen Moment Ruhe zu geben und auch nur ins Feuer zu schauen, sonst nichts tun, nichts denken, einfach nur da sein.

Aber die Unruhe dreht sich weg und springt weiter auf und ab.

Da kommt die Herzensfreude hinzu: auch hüpfend, jedoch im Vergleich zur Unruhe gut gelaunt, ganz in ihrer Mitte und leicht wie eine Feder. Sie strahlt beide an.

Jetzt sind Unruhe und Langsamkeit neugierig geworden: wer ist denn das? Noch nie gesehen! Ist sie neu hier in der Gegend? Interessierte Blicke werden geworfen.

Die Freude ergreift die Hände von Unruhe und Langsamkeit: alle tanzen jetzt um das Feuer. Beide lassen sich anstecken von dieser Herzlichkeit und guter Laune von der Freude. Die Langsamkeit hüpft ein wenig langsamer, dafür aber mit einem Glänzen in den Augen. Die Mundwinkel von Unruhe wandern nach oben, sie kann einfach nicht anders: ihre Rastlosigkeit lässt sie los, sie geht ganz auf in dem Tanz rund um das Lagerfeuer. Sie betrachtet das Hüpfen als Spiel und denkt nicht mehr ständig an Dinge, die sie beschäftigen: was sie alles noch erledigen muss, den Berg ihrer Aufgaben.

Unruhe, Langsamkeit und Herzensfreude schauen einander in die Augen und lächeln. Sie genießen das gemeinsame Beisammensein, auch wenn sie so unterschiedlich sind in ihren Persönlichkeiten. Der Tanz, die Bewegung verbindet sie – ihre Herzen schlagen im selben Takt, gleichen sich an. Das Herzfeld wird immer größer und größer.

Da steht plötzlich die Angst am Rande des Feuers, angezogen von den guten Launen der anderen. Noch schaut sie ängstlich: soll sie sich zu den anderen wagen? Es kann ja so viel passieren! Ich kenne doch die drei so gar nicht! Sie ist sehr schüchtern, hat Furcht, abgelehnt zu werden.

Aber schließlich wird sie von der Leichtigkeit und Wärme angesteckt und wagt sich in den Kreis der anderen...ganz vorsichtig und argwöhnisch, aber doch neugierig.

Unruhe, Langsamkeit und Herzensfreude blicken liebevoll die Angst an und lächeln ihr aufmunternd zu: Komm doch zu uns, fürchte dich nicht, du bist nicht allein, du bist willkommen! Genau so, wie du bist! Komm zu uns in den Kreis hinein! Tanze mit uns um das Feuer herum!

Die Angst schaut noch etwas zaghaft, denkt sich aber: einmal kann ich es doch wagen und gibt sich einen kleinen Ruck, ergreift die offenen Hände der anderen. Sie lässt sich mitreißen von der Freude, der Langsamkeit und der Unruhe. Alle sind da!

Die Angst vertraut den anderen: sie fängt an, es richtig zu genießen, zu tanzen, zu lachen, im Kreis zu schwingen. Es ist ein besonderer Tag: alle sind vereint um das Lagerfeuer, schwingen im gemeinsamen Herzfeld und verbringen eine gute Zeit zusammen.

Sie gehen auf in dem Gefühl des Fließens: hüpfen, tanzen, singen und lachen noch die ganze Nacht.

... Und wenn sie nicht gestorben sind, dann tanzen sie noch heute!

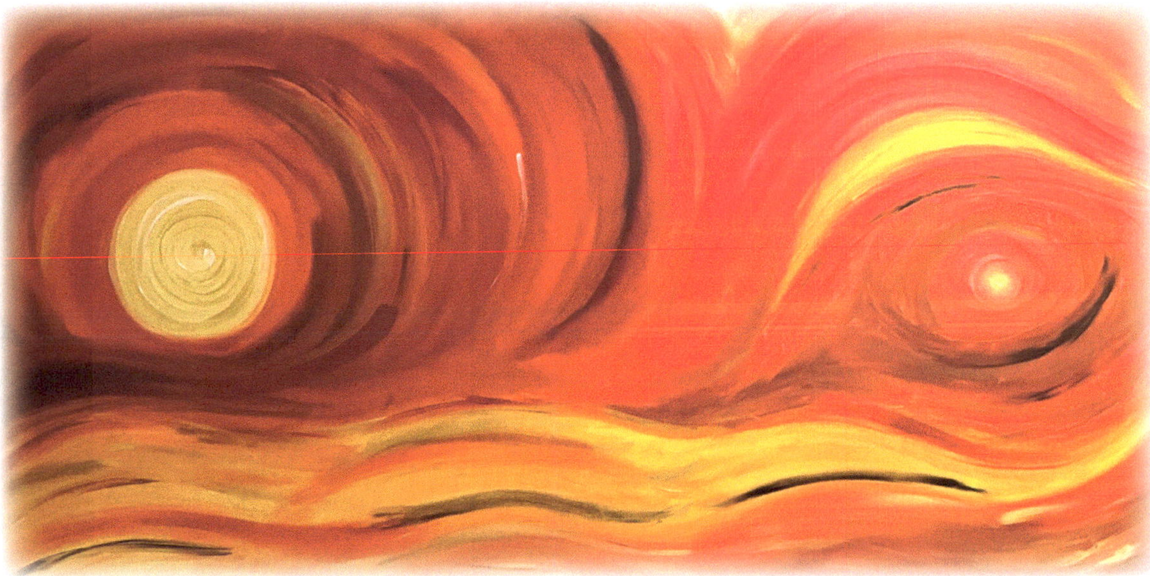

LITERATURVERZEICHNIS

BÜCHER:

Gaußmann, Dr. med. Alvis G. und Schmidt, Dr. med. Michael D.F. (2004): Der HerzKreis,
Verlag Schmidt & Gaußmann, Kassel, Druck: Schlütersche Druck, Langenhagen, Gestaltung: scrollan, Berlin,
Fotos: Thilo Schoch

GEDICHTE/LIEDTEXTE:

Mit freundlicher Genehmigung von:
Mössinger Susanne: Ich mach mein Herz auf und schenk mich in die Welt, Seite 123
www.sovielhimmel.de, Text und Noten unter: http://www.sovielhimmel.de/#Mach-dein-Herz-auf

Nidiaye Safi: Zu allererst ist die innere Stimme im Herzen wahrzunehmen, nicht als Gedanke,
sondern als Gefühl, Seite 41

Spinka Marion: Ich mach mein Herz auf und horch hinein, Seite 9

ANHANG: HERZKREIS AUF EINEN BLICK

	1. Übung	2. Übung	3. Übung	4. Übung	5. Übung	6. Übung
Benennung	Auf das Ganze schauen	Fülle aufbauen & geben	Annehmen & sinken lassen	Sich ein Herz fassen	Halten & Hüten	Ausgleichen & Zentrieren
Herzensbotschaft	Ich nehme den Stress raus	Ich sende Herzensgrüße	Ich ändere mich selbst	Ich umarme meine Wut	Ich gebe mir Raum	Ich vergebe mir und anderen
Element	Luft	Feuer	Feuer	Feuer	Erde	Erde
Geste	Adlerflügel	Öffnung	Demut	Geborgenheit	Schutz	Waagschale
Innere Haltung	Verbunden-heit	Fülle teilen	Würdigung des großen Ganzen	Mut	Ruhe	Balance

	7. Übung	8. Übung	9. Übung	10. Übung	11. Übung	12. Übung
Benennung	Anhalten & Loslassen	Die Wogen glätten	Schwimmen & sich tragen lassen	Im Puls be-wegen	Zu sich stehen	Jetzt
Herzensbotschaft	Ich stoppe Gedanken	Ich bleibe geduldig	Ich vertraue	Ich atme tief und bewusst	Ich erfülle mir Herzens-wünsche	Ich schenke mir ein inneres Lächeln
Element	Erde	Wasser	Wasser	Wasser	Luft	Luft
Geste	Innehalten	Wasserpflanze	schwimmen	Schöpfen und verteilen, empfangen und abgeben	Bereit sein	Sammlung in der Freude
Innere Haltung	Gedanken-karussell anhalten	Flexibel und geduldig sein	Ur-Vertrauen	Lebendigkeit	Selbst-bewusstsein, Ehrlichkeit	Selbstfürsorge

DER HERZKREIS

DIE 3 TORE

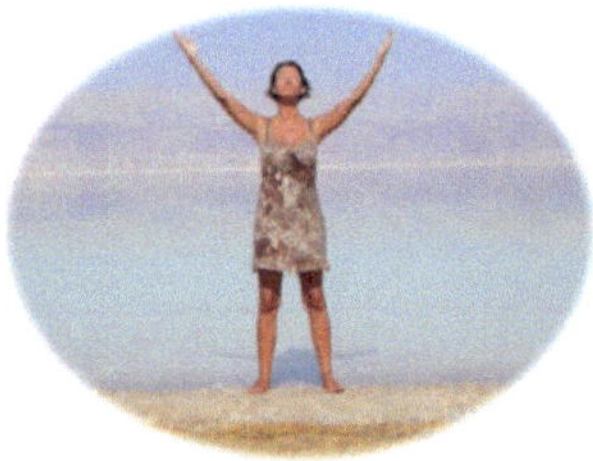

Tor zum Himmel

Geist, Verstand, Werte & Einstellungen

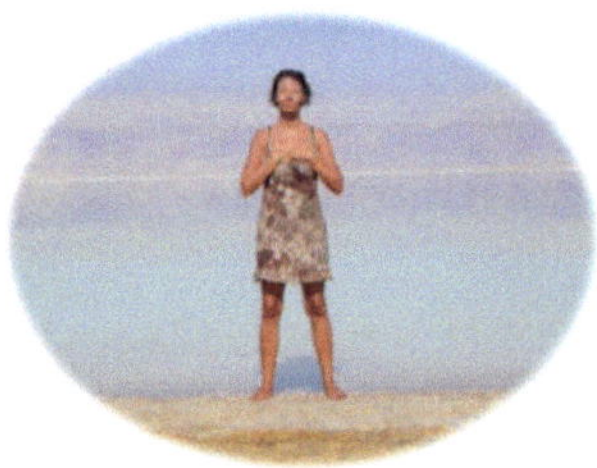

Tor zum Herzen

Seele, Intuition, Inspiration, Gefühle

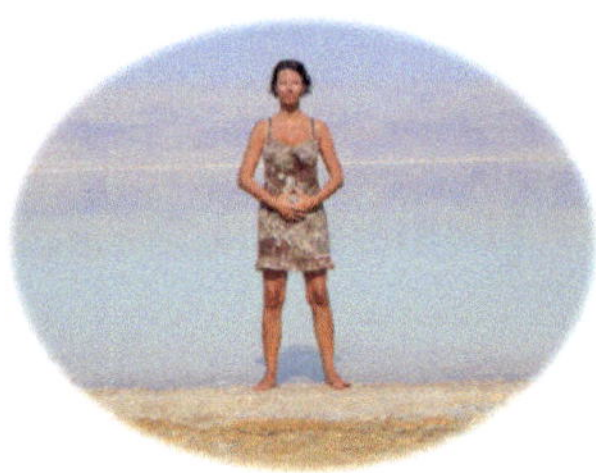

Tor zur Erde

Körper, Grund-Bedürfnisse, Vitalität & Sexualität

BEWEGUNGEN DER ENERGIE

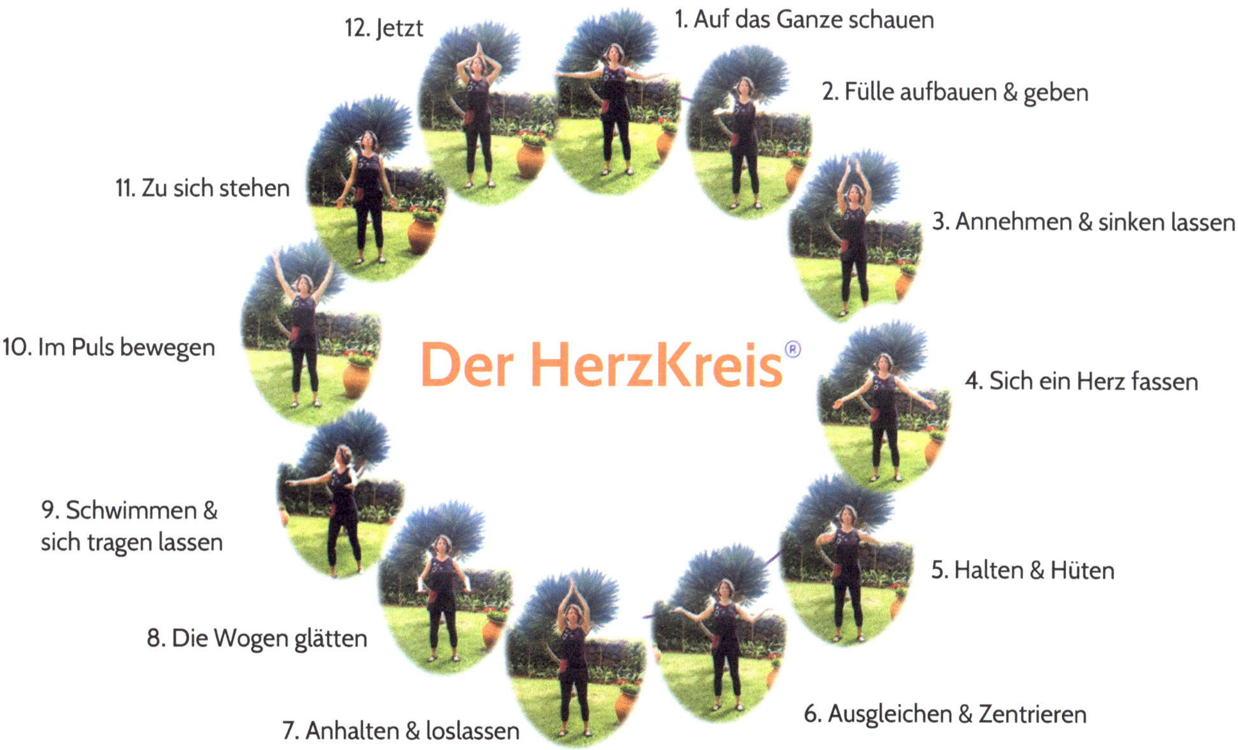

Der HerzKreis®
1. Auf das Ganze schauen
2. Fülle aufbauen & geben
3. Annehmen & sinken lassen
4. Sich ein Herz fassen
5. Halten & Hüten
6. Ausgleichen & Zentrieren
7. Anhalten & loslassen
8. Die Wogen glätten
9. Schwimmen & sich tragen lassen
10. Im Puls bewegen
11. Zu sich stehen
12. Jetzt

HERZENSBOTSCHAFTEN

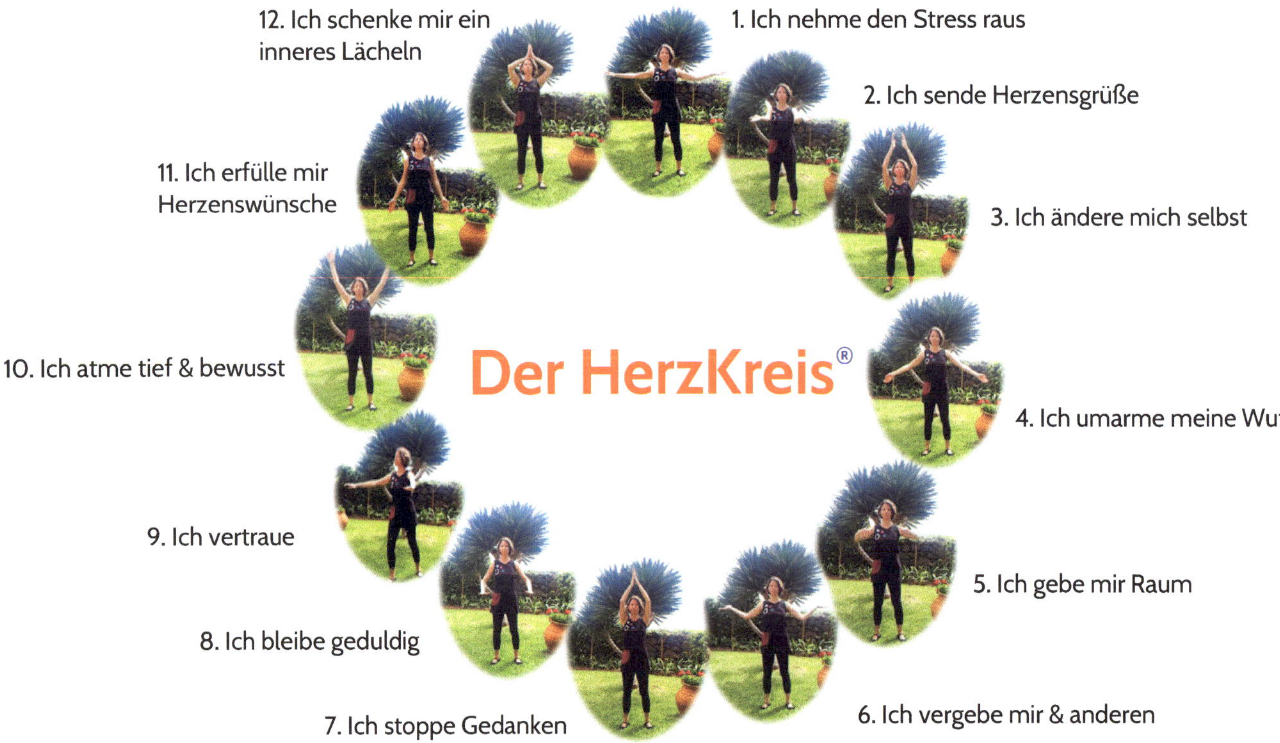

Nach einem Wirtschaftsstudium war Iris 15 Jahre in der Medienbranche als Mediaberaterin tätig, bevor sie sich dem Gesundheits-, und energetischen Bereich zuwandte. Seit 2016 ist sie zertifizierte HerzKreis® Trainerin, darüber hinaus QiGong und TaoWoman® Frauen Qi Gong Kursleiterin. Sie beschäftigt sich seit einigen Jahren beruflich auch mit der sanften japanischen Harmonisierungskunst Jin Shin Jyutsu und seit kurzem mit dem Energieausgleich mithilfe von Stimmgabeln (Phonophorese). Neben den vorgenannten Dingen bringt sie die Blumen in Ihrem Garten zum Erblühen und hat die Liebe zum Keksebacken entdeckt.

26 Jahre arbeitete Susanne im Bankwesen in der Firmenkundenakquisition, im Produktmanagement und als Prokuristin. Zusätzlich war sie über 20 Jahre als Trainerin für Verkaufsschulungen und Präsentationstechnik tätig. Nach einer grossen Wende wechselte Susanne in den Gesundheitsbereich. Sie machte ihr Diplom in Craniosacraler Biodynamik und das Zertifikat als Mineralstoffberaterin und Antlitzanalytikerin nach Dr. Schüssler. In ihrer Freizeit erfreut sich Susanne besonders an ihren Hobbies: dem Klavier spielen und der Malerei - die Gedichte entstehen ganz nebenbei...

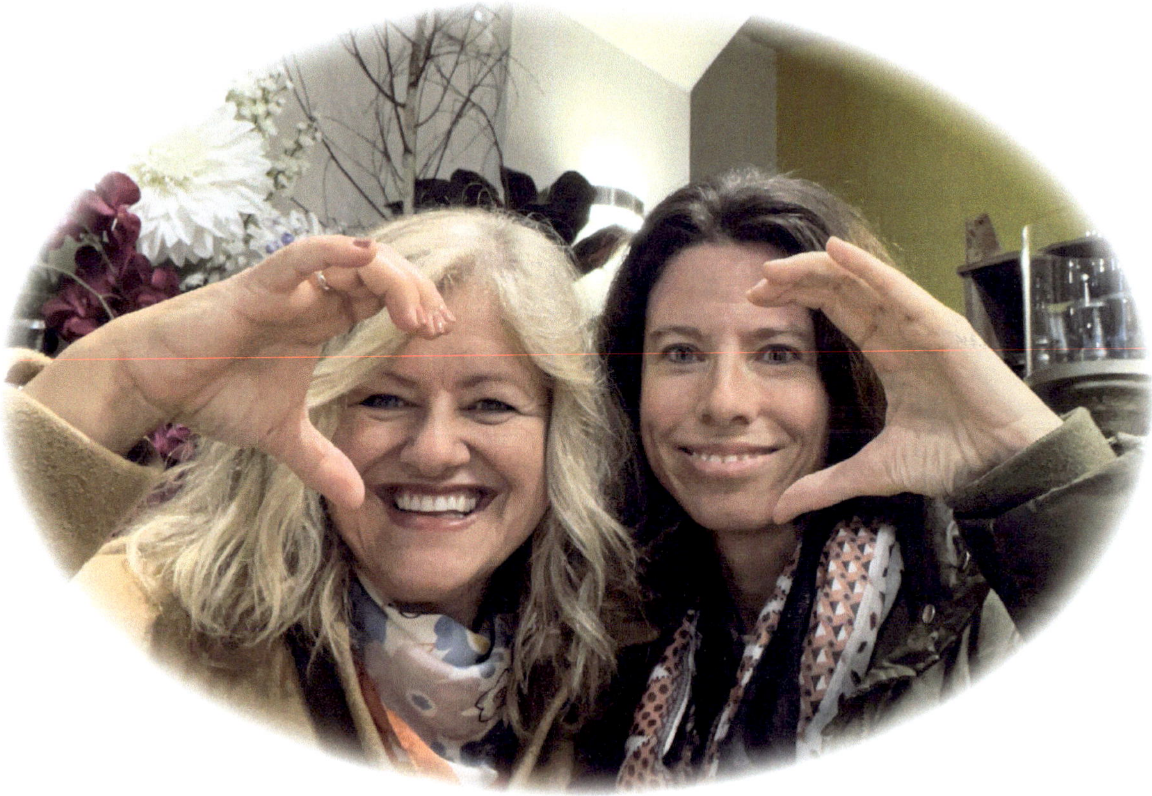